Schwere Entscheidungen leicht treffen

Haftungsausschluss

Die Ratschläge in diesem Buch wurden sorgfältig geprüft und bedacht. Weder die Autorin noch der Verlag geben irgendwelche Gewährleistungen oder Garantien in Bezug auf die Informationen in diesem Buch. Die Umsetzung der Ratschläge erfolgt ausdrücklich auf eigenes Risiko. Weder die Autorin noch der Verlag oder deren Beauftragte haften für Personen-, Sach- oder Vermögensschäden oder jegliche andere Schäden, die durch die Nutzung oder Nichtnutzung der Informationen oder durch die Verwendung von fehlerhaften oder unvollständigen Informationen verursacht werden. Weder der Verlag noch die Autorin übernehmen Verantwortung für die Aktualität, Richtigkeit und Vollständigkeit der Inhalte, noch für etwaige Druckfehler. Wir übernehmen keine rechtliche Verantwortung oder Haftung in irgendeiner Form für fehlerhafte Angaben und die sich daraus ergebenden Konsequenzen. Falls diese Publikation Links zu Websites Dritter enthält, übernehmen wir keine Haftung für deren Inhalte, da wir diese nicht befürworten, sondern lediglich auf deren Stand zum Zeitpunkt der Erstveröffentlichung verweisen.

Schwere Entscheidungen leicht treffen

Schwangerschaftsabbruch oder
Schwangerschaft austragen?
Kompromisslos entscheiden!
Am Beispiel von Spina bifida.

von Autorenperle

Marion Glück

Glücksuniversum Verlag

Bibliografische Information der Deutschen Nationalbibliothek
Die Deutsche Nationalbibliothek verzeichnet diese Publikation in der Deutschen Nationalbibliografie; detaillierte Informationen sind im Internet über **http://dnb.d-nb.de** abrufbar.

Lektorat: Anja Seitz
Korrektorat: Bianca Weirauch
Autorenfoto: Valeria Gordienko
Umschlaggestaltung: Grit Gebauer, Marion Glück
Umschlagabbildung: Angela Ziller
Satz und Layout: Marion Glück
Herstellung: Bookmundo (gedruckt in Deutschland)

3. überarbeitete Ausgabe (Erstausgabe 2023)

ISBN Softcover-Print 978-3-949536-41-0
ISBN E-Pub 978-3-949536-42-7

Glücksuniversum Verlag ist ein Imprint der
Glücksuniversum GmbH, Ruhlsdorfer Straße 120, 14513 Teltow

Wir produzieren **perfekte nichtperfekte Bücher**. Wenn du einen **FEHLER** entdeckst, ärgere dich bitte nicht. Werde zum **HELFER** und sende uns deine Anregungen an verlag@gluecksuniversum.de

Weitere Informationen findest du unter: **www.gluecksuniversum.de**

Für meine Tochter Loreley

Inhalt

Einleitung

In Büchern dient die Einleitung dazu, den Lesenden auf die kommende Lektüre vorzubereiten und ihm eine erste Orientierung zu geben.

Diese Form der Orientierung wünschte ich mir manchmal von meinem Leben. Doch es ist und bleibt ein unerfüllbarer Wunsch. Stattdessen bekam ich dieses Mal von jetzt auf gleich eine Situation hingeklatscht, mit der ich lernen durfte umzugehen.

Für mich ist dieses Buch meine Art von Therapie. Das Konzept erkläre ich im letzten Kapitel. *Buchtherapie – Heilen durch Teilen. Genesen durch Lesen.*

Letzteres ist mein Wunsch für dich.

Möglicherweise ist es ein Rosaglitzereinhorn-Wunsch.

Lass mich dir gleich am Anfang sagen: Vielleicht findest du manche Passagen in diesem Buch unpassend. Dann gehe immer davon aus, dass sie da sind, weil ICH sie brauchte, um zu heilen.

In einer Einleitung bekommt der Lesende darüber hinaus einen Überblick über die Hauptfiguren, den Inhalt des Buches, einige Hintergrundinformationen und eine Idee vom „Ton und der Stimmung des Buches".

Lass uns mit der Hauptfigur und den Hintergrundinformationen anfangen, in einer Geschichte, die das Leben schrieb.

Die Hauptfigur bin ich. Marion Glück. Glück ist kein Künstlername. Ich heiße wirklich so, aber wie du merken wirst, bekomme ich vom Leben nicht immer die Sonnenseite zu sehen.

Als ich damals das erste Mal wegen meiner Depression in therapeutischer Behandlung war, war ich 28 Jahre alt. Wie lange ich meine Depression schon hatte, kann ich bis heute nicht sagen. Jedenfalls war ich sehr unglücklich, obwohl mein Leben einem logischen Weg folgte. Ich war verheiratet, hatte ein Haus und einen gut bezahlten Job. Immer lief alles nach Plan. Jedenfalls meistens. Manchmal gab es fiese Herausforderungen und ich trotzte ihnen wie ein bockiges Kind. Nachlesen kannst du diesen Teil in meinem ersten Buch *„Das Leben ist BUND – Die lange Depression“*.

Meinen Emotionen und Gefühlen schenkte ich bis 2015 wenig bis keine Beachtung. Ich war Offizier bei der Marine und hatte gelernt, rational und sachlich zu arbeiten. Damals fühlte sich das zwar nicht gut an, war aber eine geeignete Ausrede. „Ich fühle mich nicht“ bekam eine ganz andere Bedeutung als damals in der Schule. Dabei war alles, was ich wollte, mich glücklich zu fühlen. Unvereinbar mit meiner Depression. Diese wucherte über die Jahre wild weiter, bis mir im Alter von 33 Jahren durch eine Blinddarm-OP die Augen geöffnet wurden.

Burn-out, Herzinfarkt, andere Krankheiten. Sie alle bieten einen Einstieg, um über das Leben und den Tod nachzudenken. Jeder Tiefschlag im Leben kann aus meiner Sicht als Einstieg in die Persönlichkeitsentwicklung genutzt werden. Ich nutzte meine Depression.

Mit 34 Jahren war ich bereit, mich in einer psychosomatischen Klinik behandeln zu lassen.

Ab da besann ich mich auf meine Fähigkeiten. Als Offizier hatte ich gelernt, Befehle zu erteilen und Menschen zu führen. Ich hatte gelernt, was es heißt, unter schweren Bedingungen schnell Entscheidungen zu treffen. Ich wusste, wie es ist, die Kontrolle zu verlieren. Ich wusste jedoch auch, dass es immer möglich ist, sie wiederzugewinnen.

Nun lernte ich, mich selbst und meine Gefühle zu führen. Und siehe da: Ich hatte mein Glück selbst in der Hand.

Statt nur irgendwie zu überleben, habe ich gelernt zu leben – mit allem, was dazugehört. Als Marineoffizier weiß ich, dass die Untiefen im Strom des Lebens dazugehören.

2022 war ich präventiv wieder in einer psychosomatischen Klinik. Eine Woche bevor ich meine Reise antrat, hatte ich eine Fehlgeburt. Die zweite.

Ich weiß heute, was ich in welcher Phase des Veränderungsprozesses benötige, und sage, wenn ich etwas brauche. Gefühlt arbeite ich immer eine Checkliste ab – emotional und rational.

Um nur *meine* Gefühle zu fühlen und nicht die der anderen Menschen, muss ich allein sein. Diese Erkenntnis hatte ich in der Klinik. Dort bekam ich Corona und war 10 Tage in der Isolation. Das war das größte Geschenk – vor allem für meine mentale Genesung.

Der emotionale Prozess läuft bei mir schnell ab. Aus diesem Grund werde ich von anderen Menschen oft als gefühlskalt und rational wahrgenommen. Auch sind manche der Meinung, dass ich mir nicht genug Zeit nehme oder meine Gefühle verdränge. Das ist ihre Sicht und ihre Meinung. Die können sie haben. Sie haben mit mir nichts zu tun. Seit der Klinik akzeptiere ich das.

Eine dritte Fehlgeburt hatte ich im Sommer des gleichen Jahres. Ja, ich war traurig und dann wieder glücklich. Mein Glück war perfekt, als meine Ärztin mir im Dezember 2022 sagte: „Dieses Mal sieht es perfekt aus."

Sah es auch - bis zum 01.03.2023.

Da bekam ich für meine Tochter den pränatalen Befund „Spina bifida".

Vollkatastrophe!

Und genau darum geht es in diesem Buch.

Konkret geht es um meinen Entscheidungsprozess nach der Diagnose und was ich alles getan habe, um meine Entscheidung in dieser schwierigen Situation zu treffen.

Das Allerwichtigste schon jetzt: **Ich betrachte nicht, ob ein Kind mit einer Fehlbildung ein lebenswertes und erfülltes Leben haben kann.** Darum geht es nicht. Am Ende könnte sowieso nur das Kind selbst sagen, ob es ein lebenswertes und erfülltes Leben hat.

Die zu treffende Entscheidung liegt jedoch zeitlich davor. In diesem Buch geht es daher ausschließlich um das lebenswerte und erfüllte Leben der Mutter.

Es geht um dein Leben.

Denn dass dieses glücklich und erfüllt ist, ist deine Verantwortung und hängt immer von deinen Entscheidungen ab. Auch wenn es manchmal Entscheidungen zwischen Pest und Cholera sind, die dir alles abverlangen.

Ich bereite dich auch auf den Ton und die Stimmung des Buches vor. Ich bin keine Ärztin und auch keine Trauerbegleiterin. Ich schreibe dieses Buch als Betroffene. Meine Blickwinkel ist geprägt durch meine langjährige Praxiserfahrung als Offizier und Mentorin für Führungskräfte, die unzählige begleitete Praxisfälle im Emotionstraining und Überwinden von schwierigen Situationen reflektiert hat. Emotionale Führung ist meine Fachexpertise. Genau das mache ich in diesem Buch. Ich führe durch den Entscheidungsprozess, teile meine Erfahrungen und lade dich ein. Du kannst mitgehen oder nicht.

Jedes Kapitel, jede Frage, jede Übung ist eine Einladung. Wie bei einer Party – ob du hingehst oder wie lange du bleibst, entscheidest du selbst.

Sei bitte nicht hart zu mir, weil ich klare Worte gewählt habe, mein Schreibstil reduziert ist und vielleicht manchmal etwas flapsig rüberkommt. Das Thema ist schon ein fetter Brocken, da muss die Lektüre nicht auch noch staubig sein.

Möglicherweise wühlt dich dieses Buch auch sehr auf, obwohl ich bewusst meistens aus der ICH-Perspektive schreibe. Mein Rat an dieser Stelle ist: Du kannst wählen, was für dich passt. Versteh den Inhalt dieses Buches wie ein Schaufenster. Ein Angebot an dich. Du kannst dir meine Ideen ansehen. Wenn du magst, probiere sie aus. Wenn du nicht willst oder kannst, dann tue es nicht. Du bist zu nichts gezwungen und musst mir nichts abkaufen. Aber du kannst.

Das, was für dich nicht passt, passt für einen anderen Menschen.

Ich habe mehrere Übungen ins Buch eingebaut. Hier spreche ich dich direkt an. Die Fragen sind teilweise sehr konkret. Beantworte nur, was du magst. Vielleicht hast du auf manche Fragen auch keine Antworten. Das ist okay. Benenne deine Emotion und sei dir versichert: Ich komme in friedlicher Absicht. Ich war da, wo du jetzt bist. Bitte verstehe meine Fragen nicht als Angriff oder gar Unterstellung. Stelle dir vor, dass eine andere Person für meine Fragen sehr dankbar ist, weil sie ihr die Augen öffnen und sie anschließend in der Lage ist, eine für sich passende Entscheidung zu treffen.

Vielleicht kannst du lesen und anschließend sagen: *Da geht es mir ähnlich.*

Oder: *Da fühle ich mich anders.*

Oder: *Das hier möchte ich ausprobieren, das könnte mir helfen.*

Oder: *Das hier geht für mich nicht.*

Und so weiter und so fort.

Menschen und ihre Lebenslagen sind eben ganz individuell.

Mein Buch soll ein **Leit**faden sein, um den aktuellen LEIDfaden anders in das gewebte Tuch deines Lebens einzuarbeiten. Nicht mehr, aber auch nicht weniger.

Es mag nicht immer genau für deine Situation passen. Wenn du das für dich perfekte Buch in dieser schwierigen Situation lesen möchtest, dann wirst du es selbst schreiben dürfen.

Ich kann dir dieses Buch anbieten, das genauso ist wie mein Leben: perfekt nichtperfekt.

Dann noch eine letzte Sache: Wenn du mit mir über Leben und Tod diskutieren möchtest, bitte ich dich, dir VORHER die Zeit zu nehmen, mein Buch komplett zu lesen. Vielfalt beginnt nicht bei Weltanschauung, Religion, Alter, sexueller Orientierung, sozialer Herkunft, körperlichen und geistigen Fähigkeiten, Geschlecht oder geschlechtlicher Identität, Nationalität und ethnischer Herkunft.

Vielfältigkeit beginnt in meiner Betrachtung bei der Persönlichkeit. Beim individuellen Wesen, das aus Werten, Wünschen, Zielen und persönlichen Erfahrungen besteht.

Anstelle von Spaß wünsche ich dir bei der Thematik maximale Erkenntnisse.

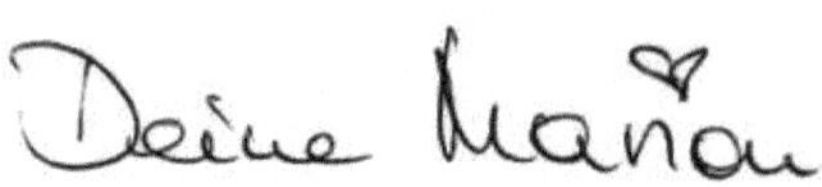

Mal ganz von vorne anfangen

Ich bin schwanger? Yeah! Mein Baby ist nicht unterwegs, sondern schon da.

Ich bin schwanger. Ich erwarte nicht mein Kind, sondern habe es bereits.

Ich bin endlich wieder schwanger. Ich werde nicht Mutter, sondern bin es – jetzt – in diesem Moment.

Ich trage Verantwortung. Für mich. Für mein Baby.

Herzlichen Glückwunsch! Du bist schwanger und erlebst wahrscheinlich eine der aufregendsten Phasen deines Lebens.

So fühlte es sich zumindest für mich an. Ich war in einem richtig schönen Hoch in der Achterbahn meines Lebens. Sehr aufregend, so eine Schwangerschaft.

Doch was passiert, wenn der Arzt bei der Feindiagnostik ins Stocken gerät? Was, wenn du einen auffälligen Befund erhältst? Wenn du die Worte hörst: „Es tut mir leid, Ihnen sagen zu müssen, dass …"

Also meine Welt stand plötzlich Kopf. Sie stand sogar still. Drehte sich für einen Moment nicht weiter. Wurde komplett aus den Angeln gehoben. Ich fiel ins Bodenlose und fühlte mich verloren in den unendlichen Weiten des Universums.

Kurze Zeit später kam ein Gefühl von Ohnmacht, gefolgt von der Angst und innerhalb kürzester Zeit fühlte ich mich vollkommen überfordert.

Willkommen im Albtraum einer jeden Schwangerschaft. Die Achterbahn wurde zur Kotzmühle meines Lebens.

Als wenn das noch nicht reichte, sollte ich Entscheidungen treffen.

Austragen oder abbrechen?

Ausnahmezustand – verbunden mit Entscheidungskonflikten.

Es ist beklemmend, in einer „entweder – oder"-Situation zu stecken, bei der die Entscheidung nicht korrigiert werden kann.

Was ist richtig?

Was ist falsch?

Aufgrund meiner eigenen Erfahrung schreibe ich dieses Buch.

Wenn es dir so geht wie mir, dann sollst du wissen, dass du nicht allein bist. Mit diesem Buch begleite ich dich durch diese hässliche Phase deiner Schwangerschaft.

Ich zeige dir dabei, wie ich dazu kam, meine Entscheidung zu treffen, mit der ich gut weiterlebe und weiterleben werde.

Ich habe mich von dem Druck befreit, Gedanken von Schuld oder Scham losgelassen, Selbstvorwürfe beobachtet und mich meinen Gefühlen und Ängsten gestellt. Ich wünsche mir, dass dir das auch gelingt.

Eins schon jetzt: **Es ist nicht deine Schuld, dass du diesen Befund in der Hand hältst.**

„Es ist eine Situation, die leider bei mehr Frauen eintritt, als Sie denken", wurde mir gesagt. In meinen Worten bedeutet das so viel wie: Stümperhannes sitzt in der Regie meines Lebens. Das ist der neue Praktikant. Er hat den „Fuck up for you"-Knopf gedrückt und sieht jetzt dabei zu, wie ich diese Ausnahmesituation meistere.

Und das habe ich getan.

Was zählte, war ich. Es war wichtig, dass ich einen klaren Kopf herstellte, Informationen zusammensammelte und meine Gefühle wahrnahm, die da waren. Ich wusste, dass ich diese Situation meistern würde – emotional und rational.

Wie ich das gemacht habe, sollen dir die nächsten Kapitel zeigen. Vielleicht kannst du das ein oder andere für dich nutzen, um Struktur, Sicherheit, Orientierung und Halt zu bekommen.

Zusätzlich findest du im Buch Ansprechpersonen und Kommunikationsideen, wenn dir mal die Worte fehlen sollten. Außerdem wirst du womöglich erkennen, in welchen Situationen es wichtig ist, über die Diagnose und deine Entscheidung zu sprechen und in welchen es vielleicht nicht wichtig ist.

Es kommt darauf an, was du gerade brauchst, damit es dir so gut geht, wie es dir in so einer belastenden Situation gehen kann. Was genau du brauchst, kannst nur du wissen.

Mein Ziel ist es, dir mit dieser Lektüre ein Angebot zu machen, sodass du dich bestmöglich auf die für *dich* richtige

Entscheidung vorbereiten kannst. Raus aus der Ohnmacht und rein in deine Macht.

„Spina bifida" hieß die Diagnose in unserem Fall – ein „Wunder und eine Laune der Natur". Bitte wundere dich nicht über meine Wortwahl. Zu denken, dass Wunder immer gut sind, ist eine Konditionierung unserer Gesellschaft. Wunder sind Wunder. Wie wir sie bewerten, liegt bei uns. Die Natur hatte in deinem und in meinem Fall schlechte Laune. Wir bekamen eine Situation vom Leben / von Gott / vom Universum eingespielt, an der wir als Individuen und als Paare reifen oder scheitern können. Ich entschied mich für die Weiterentwicklung.

Wofür entscheidest du dich?

Machen wir uns nichts vor: Die Zeit läuft und du musst eine Entscheidung treffen. Wie soll es jetzt weitergehen?

Aber halt!

Stopp!

Lass uns von Kapitel zu Kapitel gehen. Ich werde dir dabei immer einen Einblick in mein Leben geben und wie ich es gemacht habe. Du wirst *deinen* Weg im Laufe des Prozesses finden.

Vielleicht kennst du den Film *„24 Wochen"*. Wenn nicht, schau ihn dir jetzt vielleicht lieber nicht an. Ich habe ihn mir für die Buchrecherche angesehen. Am Ende sagt Astrid, gespielt von Julia Jentsch: *„Ich habe diese Entscheidung getroffen. Ich weiß nicht, ob es richtig oder falsch war."*

Genau deshalb schreibe ich dir dieses Buch. Diesen Satz sollst du nie sagen müssen.

Du sollst am Ende sagen: **„Ich habe mich entschieden, und das war *richtig für mich*."**

Wichtig ist, dass du weißt, dass ich weder Ärztin noch Psychotherapeutin oder Trauerbegleiterin bin. Ich bin Mentoin, Coach und Offizier, genauso wie mein Mann.

Dich erwartet die Sicht einer Frau, Mutter und Begleiterin, die gelernt hat, auch unter schwierigen Bedingungen Entscheidungen zu treffen. Zusätzlich habe ich Fachkundige für dieses Buch interviewt und habe mit Hebammen, fachärztlichem Personal, seelsorgenden Personen und auch mit anderen Betroffenen und Menschen, die in diesen Phasen begleiten, gesprochen.

Ich kann sehr klar sagen, dass *meine* Entscheidung richtig war. Richtig für *mich* und richtig für Loreley – so heißt meine Tochter.

Sie kam am 17.03.2023 um 6.40 Uhr auf die Welt. Sie wog 545 Gramm und war 31 cm groß.

Ich habe mich für den Schwangerschaftsabbruch entschieden. Wir haben uns für den Schwangerschaftsabbruch entschieden.

Wir haben 2 lebende Kinder, die er mitgebracht hat, und insgesamt 4 Sternenkinder. Mein Mann und ich. Ich und mein Mann.

Verkehrte Welt: Positiv ist negativ.

Verwirrend.

Eine positive Diagnose ist negativ, denn es handelt sich um einen auffälligen Befund.

Eine negative Diagnose ist positiv, denn das Baby ist gesund.

Verkehrte Welt.

Wenn du eine positive Diagnose in der pränatalen Feindiagnostik erhalten hast, dann gilt es, nicht den Kopf in den Sand zu stecken. Auch wenn das der erste Impuls ist. Weggucken. Gerne auch flüchten. Glaub mir, ich kann dich so gut verstehen.

Nach unserem auffälligen Befund war die ganze Welt aus den Fugen geraten. Sie stand auf dem Kopf. Es herrschte Chaos und Instabilität. Eine komplette Störung in unserem System.

„Wenn ich jetzt schlafen gehe, regelt es sich vielleicht von allein. Vielleicht träume ich auch schon …" Das waren meine Gedanken. Es ist dieses Gefühl von „wieder Kind sein wollen" – dieses *„Morgen ist alles wieder gut."*.

Weil *es* nicht sein kann. Eine unmögliche Tatsache. Es kann nicht sein, was nicht sein darf! Weil es sich doch alles noch richtig anfühlt. Mein Gefühl passte nicht zur Nachricht.

Doch es regelt sich nicht über Nacht von allein und du schläfst auch nicht, sondern erlebst einen Albtraum in deinem Leben – in Echtzeit und ungeschminkt. Mir wurde an dem Morgen bewusst, dass *mein* Leben in *meiner* Hand liegt. Es kann nur in *meiner* Hand liegen, weil es *mein* Leben ist und *ich* es leben darf.

Doch in meiner Hand lag gleichzeitig auch das Leben meiner Tochter.

Mein Leben.

Mein Gefühl.

Mein Körper.

Meine Entscheidung.

Ich lebe nur für mich.

Mir wurde bewusst: Ich werde nicht Mutter. Ich bin Mutter. Mein Baby ist nicht unterwegs. Es ist schon da.

Und du?

Du bist schwanger. DU bist Mutter – jetzt – in diesem Moment. Du trägst die Verantwortung. Für dich. Für dein Baby.

Jetzt.

In diesem Moment.

Der Weg, der vor dir liegt, ist *dein* Weg. Höchstwahrscheinlich steinig, hässlich und hochemotional.

Zeit, sich über Zeit bewusst zu werden.

Mir wurde bewusst, was eine Sprache im Präsens ausmacht.

Die Gegenwart.

Der gegenwärtige Moment.

Präsens erfordert Präsenz in diesem Moment.

Diesen Moment auszuhalten, mit dem, was gerade ist, das war meine erste schwierige Aufgabe.

Was gestern war, ist geschehen, und was morgen sein wird, ist noch unbekannt, doch du hast es in der Hand. **Deine Kraft liegt im Hier und Jetzt.**

Ich – Egoismus, Verantwortung und vielleicht eine große Belastung in einem Wort.

Du kannst es drehen und wenden, wie du willst. Doch du kommst nicht drumherum, eine Entscheidung zu treffen – sowohl für dich als auch für dein ungeborenes Kind.

Solltest du jetzt denken: *„Ach ich schwimme einfach so mit. Irgendwer wird es schon regeln"*, dann ist das auch in Ordnung. Auch das ist eine Entscheidung.

Mir wurde klar: Es wird eine Entscheidung sein, die ich nur einmal treffen kann. Eine Entscheidung fürs Leben, auch wenn es um die Entscheidung *„Leben oder Tod"* geht.

Genau deshalb lade ich dich ein, dich von mir begleiten zu lassen und *deinen* eigenen Weg der Entscheidung zu gehen – durch Reflexionsfragen, kleine Übungen und Aufgaben am Ende der Kapitel.

In erster Linie geht es um *dein* Leben. Ja, es wird egoistisch.

Doch dieser Egoismus ist aus meiner Sicht ein gesunder Egoismus, ein notwendiger Egoismus, um mit einer schweren Entscheidung glücklich weiterleben zu können.

Wenn du das Wort *Egoismus* nicht magst, ersetze es durch das Wort *Selbstliebe*.

Jetzt gerade an ein glückliches Leben denken?

„Unmöglich!“, wirst du sagen.

Du hast recht!

Lass uns klare Worte finden für das, was unaussprechlich ist.

Jetzt gerade ist es nur S.C. Heiße!

Und genau das ist die erste Übung: Finde klare Worte für das, was gerade ist, und sprich sie aus.

- ✓ Hast du die Worte laut ausgesprochen?
- ✓ Wenn nicht, ist das auch okay. Vielleicht holst du die Übung nach, sobald du dich bereit fühlst.
- ✓ Wenn möglich: Erlaube dir zu akzeptieren, was gerade ist.
- ✓ Wenn du es noch nicht getan hast, gib deinem Baby einen Namen.

Krieg oder Frieden? Die Schwangerschaft und pränatale Diagnostik

Natürlich habe ich schon von auffälligen Befunden während der Feindiagnostik in der Schwangerschaft gehört. Doch das Thema ist so weit von mir entfernt, wie Planet Neptun von unserer Erde.

Weinachten 2022.

Ich gehe mit meiner Schwägerin spazieren.

Sie schiebt meine kleine Nichte und ich meinen noch fast unsichtbaren Babybauch vor mir her. Ich bin am Ende des ersten Trimesters.

Meine Familie weiß, dass ich schwanger bin, obwohl wir noch nicht offen darüber sprechen. Wir wollen die erste Feindiagnostik abwarten.

Ich spreche den „Trisomie-Test" an. So nenne ich den NIPT – in lang: Nicht-invasiven pränatalen Test – in meinem Kopf, weil ich mich mit dem Risiko 1:100 und unterschiedlichen Broschüren zu Trisomie 21 wuschig mache.

„Marion, wenn du dich da noch mehr mit beschäftigst, dann findest du noch ganz andere Sachen. Glaub mir, du willst es dann gleich ganz mit dem Nachwuchs lassen."

Sie spricht aus Erfahrung.

Ich bin nicht der Typ, der immer vom Schlechten ausgeht. Mein Glas ist immer halb voll.

„Es wird schon passen!"

10.01.2023

Die erste Feindiagnostik ist dran.

Ich bin sehr aufgeregt. Es ist von Tag zu Tag schlimmer geworden. Kaum auszuhalten.

Kopfkino. Was ist, wenn …?

Wir haben einen Plan – seit unserer Entscheidung, dass wir ein Kind bekommen wollen. Wenn was ist, brechen wir ab. Weil wir uns und unserem Kind ein Leben mit Behinderung nicht zumuten wollen. Rationale Entscheidung und ohne tiefer darüber nachzudenken.

Wieso sollte ausgerechnet uns das passieren?! Wieso tiefere Gedanken daran verschwenden?!

Der Ultraschall läuft super.

Der Arzt sagt: „Es sieht alles sehr gut aus. Bleiben Sie mal entspannt schwanger. Für den NIPT nehmen wir Ihnen jetzt noch Blut ab und dann rufen wir Sie sofort an, wenn das Ergebnis da ist. Wollen Sie das Geschlecht des Babys wissen?“

Na klar will ich das.

Er sagt es mir sofort: „Wenn Sie Babysachen kaufen, dann kaufen Sie besser rosa. Sie verstehen schon.“

Die Schwester nimmt mir Blut ab.

Ich verlasse beruhigt die Praxis.

„Baby gucken macht Spaß.“

Am Ende bin ich glücklicher als je zuvor.

Eine Woche später verschwindet die letzte Unsicherheit.

„Frau Glück, Sie können sich entspannen. Keine Befunde für Trisomien.“

14. Schwangerschaftswoche.

Keine Auffälligkeiten.

Keine Sorgen.

Keine Probleme.

Ab jetzt kann die ganze Welt wissen, dass wir ein Baby bekommen.

Nach 3 „Abgängen" im ersten Trimester war ich darauf eingestellt, dass die Natur manche Sachen regelt.

In der Vergangenheit hatte ich viel Zeit, mich mit „kleinen Geburten", Fehlgeburten und der damit verbundenen Traurigkeit auseinanderzusetzen.

Es kann immer etwas passieren. Klar, es ist ja auch ein hochkomplexer Körperprozess.

Die Schwangerschaft im Kurzformat mit jeweiligen Risiken

Phase 1 – Zeugung

Man hat gut geübt und jede Menge Spaß. Es kommt zur Zeugung. Die reife Eizelle wird von der stärksten und schnellsten Samenzelle befruchtet.

Risiko: Die Eizelle ist nicht reif. Es kommt gar nicht erst zur Befruchtung. Die Frau bekommt ihre Regelblutung.

Phase 2 – Blastogenese

Die befruchtete Eizelle entwickelt sich bei einer schnellen Zellteilung zu einer Blastozyste. Ab dem 32-Zell-Stadium hat sich nach wenigen Tagen die äußere Schicht und die innere Schicht entwickelt. Aus der äußeren Schicht, den Chorionzotten, werden Plazenta, Nabelschnur und Fruchtblase. Aus der inneren Schicht, den Embryoblasten, entwickelt sich das Baby. Währenddessen wird die Eizelle über den Eileiter in die Gebärmutter transportiert und nistet sich nach 5 bis 14 Tagen ein.

Risiko: Die befruchtete Eizelle macht sich nicht auf den Weg. Sie bleibt im Eierstock, im Bauchraum oder auf dem Weg zur Gebärmutter im Eileiter stecken. Es liegt eine Eileiterschwangerschaft vor. Phase 2 kann nicht abgeschlossen werden. Das Baby stirbt. Die „kleine Geburt" muss körperlich und mental verarbeitet werden.

Phase 3 – Embryogenese und Organogenese

Das Baby hat sich eingenistet. Es ist mit Plazenta und Nabelschnur verbunden und legt bis zur 9. SSW gemäß genetischem Bauplan alle Organe an. Ab der 6. SSW schlägt das Herz.

Risiko: Fehler im Erbgut führen zu Fehlentwicklungen. Manchmal bricht der Prozess automatisch ab – ein natürlicher Schwangerschaftsabbruch. Das Baby stirbt. Die „kleine Geburt" muss körperlich und mental verarbeitet werden.

Phase 4 – Fetogenese

Das Baby wächst und reift. Ab der 24. SSW, manchmal auch schon früher, ist das Baby als Frühgeburt lebensfähig. In den letzten beiden Monaten setzt es Babyspeck an, um sich vor Temperaturschwankungen zu schützen, wenn es die weibliche Schutzhöhle verlässt. Es bereitet sich auf die Geburt vor und senkt sich ins Becken ab.

Risiko: Fehlbildungen prägen sich weiter aus und werden bei der Feindiagnostik sichtbar. Manchmal entscheidet die Natur und bricht die Schwangerschaft ab. Oder die Frau entscheidet und bricht die Schwangerschaft ab. Das Baby stirbt. Die „stille Geburt" muss körperlich und mental verarbeitet werden.

Die Frau kann auch entscheiden, dass sie die Schwangerschaft fortführt. Es kommt zu einer palliativen Geburt. Dann lebt das Baby – wie und wie lange, hängt von der Diagnose ab und ist oft unklar.

Phase 5 – Geburt

Das Baby wird geboren. Es verlässt den nährenden und schützenden Raum der Mutter. Es wird abgenabelt und zum ersten Mal selbstständig. Es atmet im besten Fall von allein.

Risiko: Bei der Geburt kommt es zu Komplikationen. Im schlimmsten Fall stirbt das Baby. Die „stille Geburt" muss körperlich und mental verarbeitet werden.

Egal in welchem Stadium es nicht „normal" abläuft und auch unter der Geburt selbst – es ist unabdingbar, dass das Geschehene sowohl körperlich als auch emotional verarbeitet wird. Alle Emotionen sind wichtig und erlaubt. Egal, wann und unter welchen Umständen das Baby geht.

Was ich durch Loreley erkennen konnte: **Eine Frau mit Sternenkind ist eine Mutter** – unabhängig davon, in welcher Phase ihr Baby sie verlässt.

Der Unterschied zu anderen Müttern ist: **sie trägt ihr Kind im Herzen und nicht auf dem Arm.**

Ein paar Zahlen

Gemäß Statistischem Bundesamt wurden im Jahr 2022 in Deutschland 738.856 Babys geboren.[1]

Es kommt zu mehr Fehlgeburten, als ich dachte. Ungefähr 11 bis 15 Prozent der festgestellten Schwangerschaften enden mit dem Tod des Kindes. Gemäß der Bundeszentrale für gesundheitliche Aufklärung haben ein Prozent der Paare mit Kinderwunsch sogar 3 oder mehr Fehlgeburten.[2] Die wenigsten Frauen sprechen darüber und nicht jede Schwangerschaft wird erfasst. Aus diesem Grund vermute ich, dass die Dunkelziffer deutlich höher ist. Alle Frauen durchlaufen den Trauerprozess – manche komplett, manche bleiben stecken.

---

1 https://www.destatis.de/DE/Themen/Gesellschaft-Umwelt/Bevoelkerung/Geburten/Tabellen/lebendgeborene-gestorbene.html (zuletzt abgerufen am 17.09.2023)

2 https://www.familienplanung.de/ursachen (zuletzt abgerufen am 17.09.2023)

Jetzt höre ich die Stimmen: *„Ja, aber wenn wir hier nur über eine befruchtete Eizelle sprechen, dann ist es ja noch kein Kind!"* Klar, das kann eine Perspektive sein, die es für manche Frauen *„leichter verdaulich"* macht. Doch für die anderen Frauen bedeutet dieser Satz übersetzt: *„Stell dich nicht so an."* Sie haben ihr Kind verloren und fühlen sich wahrscheinlich nicht verstanden. Vielmehr wird ihnen eingeredet, dass ihr Empfinden falsch ist. Ist es aber nicht. Sie haben einen Verlust erlitten. Es ist eine Trennung – auch wenn es *„nur ein Zellhaufen"* zu sein scheint.

Trennung und Verlust werden bei mir von Schmerzen begleitet. Trauer bekommt bei mir deshalb in jeder Phase des Prozesses Raum und darf von mir empfunden werden.

In welcher Schwangerschaftswoche findet welche Feindiagnostik statt? Was kann dort jeweils festgestellt werden?

Die Feindiagnostik ist eine Untersuchungsmethode, die während der Schwangerschaft durchgeführt wird, um mögliche Fehlbildungen beim Baby oder Komplikationen innerhalb der Schwangerschaft rechtzeitig zu erkennen. So können die Frauen und ihre Babys bestmöglich medizinisch behandelt und gezielt betreut werden. Das pränatale Screening, wie die Feindiagnostik in der Frühschwangerschaft genannt wird, wird immer häufiger angewandt.

Die **erste Feindiagnostik** findet mithilfe eines Ultraschalls in der 11. bis 14. SSW statt. Sie wird auch als *Ersttrimesterscreening* bezeichnet und ist der beste und zuverlässigste Ansatz, um Trisomie 21 und andere Krankheiten frühzeitig zu erkennen.

Dabei wird das Nasenbein, das Herz, die Nabelschnurvene und der Bereich zwischen Stirn und Oberkiefer untersucht. Zusätzlich kann in dieser Zeit auch die *Nackenfaltenmessung* durchgeführt werden. Die Dicke der Nackenfalte des Babys lässt erkennen, ob eine Trisomie 21 (Down-Syndrom) oder andere Erkrankungen vorliegen könnten. Die Nackenfaltenmessung hat eine Erkennungsrate von bis zu 80 Prozent. Die Falsch-positiv-Rate liegt bei 5 Prozent. Diese Rate zeigt an, dass das Testergebnis fälschlicherweise als positiv interpretiert wird, obwohl keine Erkrankung vorliegt.

Zusätzlich kann der sogenannte *Nicht-invasive pränatale Test (NIPT)*, der von der Kassenärztlichen Vereinigung angeboten wird, als Alternative zur Fruchtwasserpunktion durchgeführt werden, um eine Trisomie 21 oder andere Krankheiten auszuschließen. Dabei wird die „cell free DNA" untersucht, speziell die plazentaren DNA-Fragmente aus dem Blut der Mutter.

Seit Juli 2022 ist der Test für jede Schwangere kostenfrei, wenn sie gemeinsam mit dem Arzt zur Überzeugung kommt, dass der Test in der persönlichen Situation wichtig ist. Im Zweifelsfall kann ihn die Frau einfach selbst zahlen. Beim NIPT liegt die Falsch-positiv-Rate bei ungefähr einem Prozent. Die *International Society of Ultrasound in Obstetrics and Gynecology (ISUOG)* empfiehlt ausdrücklich, dass der NIPT als zusätzliches Screening zur ersten Feindiagnostik genutzt werden sollte.

Es ist und bleibt aber eine Empfehlung.

Gemäß *§ 9 Abs. 2 Nr. 5 GenDG*[3] gibt es das *„Recht der betroffenen Person auf Nichtwissen einschließlich des Rechts, das Untersuchungsergebnis oder Teile davon nicht zur Kenntnis zu nehmen, sondern vernichten zu lassen."*

Freiwillig.

Der freie Wille der Frau.

Unabhängig davon, wie sie sich entscheidet.

Für die einen sind diese Tests reines Gift für die Psyche. Sie lassen ihre Babys nicht untersuchen und nehmen sie so, wie sie sind.

Für mich wäre die Unwissenheit Gift für meine Psyche gewesen. Ich habe mich für die Untersuchungen entschieden.

Die **zweite Feindiagnostik** wird in der 20. bis 24. SSW durchgeführt. Diese Feindiagnostik wird als *Organ-Ultraschall* bezeichnet. Hierbei werden die Organe des Babys auf mögliche Fehlbildungen untersucht. Vielleicht kommt daher die Redewendung *„Auf Herz und Nieren überprüfen"*, denn genau das passiert. Das Baby wird mithilfe von Ultraschall untersucht, um Fehlbildungen an Herz, Nieren, Gehirn und anderen Organen auszuschließen. Zusätzlich werden das kindliche Wachstum sowie die Durchblutung und die Plazentaposition untersucht. Außerdem wird überprüft, ob das Baby über die Plazenta mit ausreichend lebensnotwendigen Substanzen versorgt wird.

---

[3] GenDG – Gendiagnostikgesetz (Gesetz über genetische Untersuchungen bei Menschen); https://www.gesetze-im-internet.de/gendg/index.html (zuletzt abgerufen am 17.09.2023)

Darüber hinaus gibt es noch *diagnostische Punktionen*. Hierbei kann die Plazenta ab der 12. SSW, das Fruchtwasser ab der 16. SSW oder das Blut des Babys ab der 21. SSW untersucht werden.

In seltenen Fällen kann noch das dritte Screening, also eine **dritte Feindiagnostik**, in der 29. bis 34. SSW durchgeführt werden, um zu überprüfen, ob sich das Baby optimal entwickelt und für die Geburt richtig liegt.

Wichtig zu wissen ist, dass die Feindiagnostik schon sehr gut ist. Allerdings bietet sie keine 100-prozentige Sicherheit und nicht alle Fehlentwicklungen werden erkannt – was dann zu einer „Überraschung" bei der Geburt führen kann. Ebenfalls kann das andere Extrem eintreten. Es wird eine Krankheit diagnostiziert, dabei ist das Baby gesund.

Ich habe in meinem Leben gelernt: **Perfektion ist Illusion.** Das trifft eben auch in diesem Bereich zu. Es ist ein Spiel mit Wahrscheinlichkeiten.

<u>Was mit mir passierte, als der auffällige Befund vorlag?</u>

Der auffällige Befund tauchte mich tief in ein Wechselbad meiner Gefühle – und wäre die Diagnose noch so klein gewesen, es hätte keinen Unterschied gemacht. Es riss mir erst mal den Boden unter den Füßen weg. Das lag daran, weil es eine Abweichung von „normal" war. Dann kamen die Zukunftsängste in mir auf.

Auch die Schuldfrage kam kurz: *Bin ich daran schuld?*

Generell ist das eine völlig irrelevante Frage im Leben.

Zusätzlich fühlte ich mich auch noch vollkommen hilflos, weil ich keine Kontrolle über die Situation hatte.

Spätestens als mich die Diagnose erreichte und ich verstand, dass *nicht* „alles gut“ war, wurde meine Schwangerschaft belastender und emotional extrem schwierig.

Ich kam in meinen ersten Trauerprozess, denn ich verlor die heile Welt, die ich mir in bunt so schön ausgemalt hatte. Ab da musste ich nicht nur meine Gefühle handhaben. Ich stand gleichzeitig vor einer schweren Entscheidung.

Ab da gab es kein *Richtig* und kein *Falsch* mehr. Jeder Fall ist anders und niemand ist so wie ich. Es gab nicht den einen Weg, sondern nur *meinen* Weg.

Auch für dich gibt es nicht *den* einen Weg, sondern nur *deinen* Weg.

Deshalb kann ich dir in diesem Buch auch kein Patentrezept anbieten. Allerdings kann ich dir von mir berichten. Ich kann dir zeigen, was ich getan habe und was mich auf *meinem* Weg zur *für mich* richtigen Entscheidung geführt hat.

Es war wichtig, so gut wie möglich einen klaren Kopf herzustellen. Den brauchte ich für den rationalen Teil, denn ich musste mir die für mich nötigen Informationen organisieren. Gleichzeitig war es wichtig, dass ich mich zeitnah emotional mit der Situation auseinandersetzte und mir erneut über meine Werte, Wünsche und Bedürfnisse bewusst wurde. Diese gehören seit meiner Depression definitiv immer mit zur Grundlage meiner Entscheidungsfindung, denn es geht bei jeder Entscheidung immer um mich und mein weiteres Leben. Darauf gehe ich später noch genauer ein.

Aufgrund meiner Depressionserfahrung und -bearbeitung war mir bewusst, dass ich mich nicht einseitig, also rein rational, mit der Diagnose und den daran anknüpfenden Konsequenzen auseinandersetzten konnte. Zumindest nicht, wenn ich nicht wieder dauerhaft im schwarzen Loch hocken wollte.

Die Situation nur rational mit dem Verstand abzuarbeiten, hätte nicht ausgereicht. Daher habe ich damit begonnen, die Gesamtsituation zu betrachten und diese in „Ratio“ und „Emotion“ aufzuspalten. So entstand eine gewisse Ordnung in meinem Kopf. Ich fand meine Orientierung innerhalb des Prozesses.

Vielleicht wunderst du dich, dass ich bisher noch kein Wort über meinen Partner geschrieben habe. Mir war bewusst, dass die Situation uns beide beeinflusst. Doch bei uns entscheidet jeder für sich, um mit der Entscheidung gut leben zu können.

Daher drehte sich zunächst alles nur um *mich*.

Wir schauen uns später an, ob mein Partner eher eine zusätzliche Belastung oder Halt und Hilfe für mich ist. Außerdem betrachte ich die Wege, die uns als Paar in dieser schwierigen Situation hätten begegnen können.

Wichtig für dich unmittelbar nach der Diagnose – auch wenn es dir gerade schwerfällt:

- ✓ Mache nicht die Augen zu. Sieh genau hin. Beobachte auch, was in dir passiert, also alle Gedanken, Gefühle etc.
- ✓ Wenn möglich: Erlaube dir zu akzeptieren, was gerade ist.
- ✓ Emotion: Lasse alle Emotionen zu. Sie sind okay und sie gehören dazu.
  Vielleicht sprichst du.
  Vielleicht schreibst du.
  Vielleicht tanzt oder singst du.
  Finde einen Ausdruck, der zu dir passt.
- ✓ Ratio: Schreibe dir nach dem Arzt-Gespräch alles auf. Auch die Fragen, die dir in den nächsten Tagen in den Sinn kommen. So kannst du leichter den Überblick behalten und entlastest dein Gehirn.
  Wenn du noch keinen Termin für eine Zweitmeinung hast, dann hole dies nach.
  Lass dich nicht abwimmeln.
  Mach dir einen Termin

Lass dich mit deiner Entscheidung nicht unter Druck setzen.

Das alles ist womöglich ein riesiges Durcheinander. Doch in den nächsten Kapiteln dröseln wir das gemeinsam noch weiter auseinander.

Dem Feind ins Auge blicken: Fehlbildungen – Eine kurze Feind-Aufklärung

Wir überlegen mit den Kindern, wie unser Baby heißen könnte, und sammeln Namen.

Mein Baby ist schon da. Da braucht es natürlich einen Namen.

Ich nenne meine Tochter die gesamte Zeit Loreley.

Das ist ihr spiritueller Name. Er ist losgelöst von dem irdischen Namen, für den wir uns entscheiden.

22.02.2023

Ab 35 Jahre zählt eine schwangere Frau zur Gruppe der „Spätgebärenden". Mit meinen 41 Jahren bin ich wahrscheinlich „superspätgebärend". Also sitze ich bei meiner Frauenärztin zum Zuckertest. Sie will Schwangerschaftsdiabetis ausschließen.

Ganz schön ekelig, diese Zuckerbrühe. Zusätzlich wird mir dauernd Blut abgezapft.

Zwischendurch bin ich bei der Routineultraschalluntersuchung.

„Ich kann das Kleinhirn nicht sehen", sagt sie.

Was? „Was bedeutet das?"

„Erst mal gar nichts. Sie sehen ja meinen Mini-Bildschirm. Außerdem liegt die kleine Maus ungünstig. Machen Sie sich

keine Gedanken. Nächste Woche ist die Feindiagnostik. Sprechen Sie es dort an. Die Geräte sind viel besser. Wirklich. Erst mal kein Grund zur Beunruhigung."

Ich bin doch etwas unruhig. Mein Gedanke: Kleinhirn = Muskelbewegung und -steuerung. Aber sie hat gesagt, ich soll entspannt bleiben.

Ich sage es meinem Mann und fange an zu googeln.

„Fehlendes Kleinhirn".

Der erste Artikel, der mir angezeigt wird, ist von der FAZ: „Seltene Fehlbildung: Ein Leben ohne Kleinhirn".

Der zweite ist von Focus online: „Schwarzes Loch im Kopf – wie ein Mann ohne Kleinhirn überlebt".

Die dritte Artikelüberschrift: „24-Jährige entdeckt, dass sie kein Kleinhirn hat".

Genug gelesen.

Stattdessen kommt der Gedanke nach Glück'scher Art: Der Rest des Hirns ist wahrscheinlich so groß, dass sie es deshalb nicht sehen konnte.

01.03.2023

Die zweite Feindiagnostik.

„Wieder Baby gucken" steht auf meinem Plan.

Die letzten Wochen war ich jubelhochjauchzend und entspannt schwanger. Okay, letzte Woche war kurz blöd, aber sonst hatten Loreley und ich eine Megazeit zusammen.

Wie gesagt, mein Glas ist immer halb voll.

Es hat auch kein Arzt gesagt, dass jetzt noch etwas anderes passieren könnte.

Mit einem Lächeln liege ich da. Mein Mann hält mir die Hand.

Wir gucken entspannt Baby. Organe, Größe, alles chic. Bis der Arzt sagt: „Das Kleinhirn konnte die Ärztin nicht sehen. Und das hat folgenden Grund ..."

Es war für mich wichtig, dem vermeidlichen Feind ins Auge zu blicken. Das nahm mir die Angst. Krankheiten sind in erster Linie der Feind der Gesundheit und in zweiter Linie die Möglichkeit zur Veränderung für mich.

Die Diagnose war zunächst der Feind meiner „normalen" Schwangerschaft. Der Feind, der meine entspannte Schwangerschaft, den harmonischen Ablauf zerstörte. Das Recherchieren machte gerade im Nachhinein das Unbegreifbare für mich begreifbarer.

Frau Dr. Rödelsperger, eine für mich weise Ärztin, schrieb mir:

„Eine alte ehemalige Hausärztin hat mir in einer Studienzeit einmal gesagt: ‚Wissen Sie, es gibt so viele Krankheitsbilder, wie es Menschen gibt.' Im Laufe meines Berufslebens habe ich mehr und mehr begriffen, was sie meinte. In 12 Jahren Selbsthilfe habe ich gelernt, dass es so viele Herangehensweisen an die Entscheidung für oder gegen den Schwangerschaftsabbruch gibt wie betroffene Kinder. Das liegt daran,

dass alle Eltern ihr ganz eigenes Umfeld mitbringen: ihre Überzeugungen (religiöser, philosophischer Art), Vorerfahrungen (vorangegangene Verluste, Traumatisierungen), intellektuelle Fähigkeiten, die Fähigkeit, Schicksalsschläge zu verarbeiten (das, was man heute als Resilienz bezeichnet), berufliche und finanzielle Gegebenheiten und nicht zuletzt ihre Sicht auf Familie und die Einstellung zum Leben, vor allem zum Leben mit Behinderungen. Diese Liste ist unvollständig und ließe sich noch um ein Vielfaches ergänzen."

Für mich war die Recherche wichtig, führte sie mir einmal mehr vor Augen, wie hoch die Wahrscheinlichkeit sein kann, in eine verzwickte Entscheidungssituation während der Schwangerschaft zu kommen und welches Glück Menschen haben, wenn sie ein gesundes Baby zur Welt bringen.

Ich wusste danach, dass ich mit Loreley kein Einzelfall war. Am Ende ist da eine Gemeinschaft von betroffenen Familien, die mich hätte auffangen können, wenn ich es gebraucht hätte.

Durch das Buch und die Recherche habe ich mich noch näher mit der Thematik beschäftigt als vorher. Ich konnte erkennen, dass bei jeder Schwangerschaft ein gewisses „russisches Roulette" gespielt wird. Glücksspiel mit dem Unglück im Leben, denn das Risiko für eine Fehlbildung oder Erkrankung liegt bei wirklich jeder Schwangerschaft vor.

Mir war jedoch nicht bewusst, dass die Wahrscheinlichkeit bei 2 bis 4 Prozent liegt. Ich finde, das ist sehr viel. Von 100 Frauen können bis zu 4 im Durchschnitt das erleben, was ich erlebt habe. Dabei sind sogar ein Prozent der Babys von schweren Fehlbildungen betroffen. Das Risiko für Fehlbildungen oder Krankheiten wird darüber hinaus auch noch von erblichen Krankheiten innerhalb der Familien begünstigt.

Die Zahlen variieren je nach Studie und Internetseite, aber alle Diagnosen haben eins gemeinsam: Sie würden mich emotional immer wieder vom Hocker reißen und zu Entscheidungskonflikten führen.

Entscheidungskonflikte können durch mangelnde Informationen entstehen.

Wenn du es für dich brauchst, dann findest du im Internet Informationen zu Krankheiten wie Chromosomenanomalien, Klinefelter-Syndrom, Trisomie 13, Trisomie 18, Trisomie 21, Herzfehler, Fehler an Gehirn und Wirbelsäule und vielen mehr. Du kannst dir diverse Informationen im Netz zusammensammeln. Allerdings birgt diese Fülle an Informationen immer die Gefahr der Falschinformation und/oder kann zur Systemüberlastung führen.

Die Diagnose für dein Baby kannst du dir von Fachkundigen einordnen und gewichten lassen.

Ich hatte schon vor meiner Schwangerschaft gesagt bekommen, dass die Wahrscheinlichkeit für ein Auftreten der meisten Krankheiten mit meinem Alter steigt. Im Internet las ich dann, dass bei den meisten Anomalien das zusätzliche Chromosom fast ausschließlich von der Frau kommt.

Da war es für mich vollkommen verständlich, dass der Gedanke „Es ist meine Schuld" aufkommen konnte.

Falls es dir so geht, lass mich dir sagen: **Es ist nicht deine Schuld!**

Im Rahmen dieses Buchprojektes habe ich mich mit möglichen Schwangerschaftsdiagnosen beschäftigt. Tatsächlich war ich anschließend nachdenklich, ob wir es noch mal mit unserem Glück „versuchen" sollten.

Ich lade dich zu dieser Übung ein:

- ✓ Lasse an dieser Stelle mal Revue passieren, wie der Ablauf war, als du die Diagnose bekommen hast.
- ✓ Was war dein erster Gedanke?
- ✓ Schreib ihn nur für dich auf.
- ✓ Wenn möglich: Erlaube dir zu akzeptieren, was gerade ist.

Roulette der Gefühle – rien ne va plus: Wenn wirklich nichts mehr geht

Ich kann nicht aufstehen. Mir ist alles egal.

Ich habe keinen Hunger.

Ich fühle Schmerz.

Ich weine.

Ich weiß, was gut für mich wäre, doch ich kann es nicht tun.

Ich kann keine Entscheidung treffen.

Was bin ich für eine Mutter, wenn ich die Schwangerschaft abbreche?

Was bin ich für eine Mutter, wenn ich meinem Baby dieses Leben zumute?

Wie will ich mein Leben leben?

Zu viele Fragen und zu viele Gefühle.

Ich fühle mich von der Situation, meinen Gefühlen, vom Leben überfordert.

Systemüberlastung.

Scheißleben.

Scheißuniversum.

Ich sehe meine Depression um die Ecke winken.

Fröhlich lacht sie mich an.

Ich fühle mich einsam.

Kein Kontakt.

Keine Chance!

Ich habe gelernt, dass ich meine Gefühle wahrnehmen muss. Ich muss sie fühlen, auch die ganzen hässlichen Gefühle. Sonst geht es schief.

Was fühle ich?

Wut und Unzufriedenheit.

Enttäuschung und Hoffnungslosigkeit.

Dieser fette Pessimismus stellt mein sonst fröhliches Gemüt in den Schatten.

„Das ist der Anfang vom Ende. Das Leben ist vorbei." Als würde in meinem Leben nie wieder die Sonne scheinen.

„Das Leben ist vorbei", war der erste Gedanke beim Arzt.

Moment.

Der Gedanke war nicht: „Mein Leben ist vorbei."

Jetzt weine ich richtig und höre nicht mehr auf.

Ich muss mich verabschieden.

Diese Traurigkeit, die mich nach unten zieht.

Das Tal der Tränen. Da geht es durch.

Die Angst ist da. Schuld und Scham sind da. Ich fühle mich hilflos, überfordert und ohnmächtig.

„Es ist in Ordnung, dass du dich so fühlst", höre ich sie sagen. Als wollte sie mich trösten, diese Stimme aus dem Innen.

Ich verabschiede mich von dem Leben, das ich mir gewünscht habe. Vom Traum, dass es dieses Mal geschmeidig durchläuft und ich mein Baby im Arm halten kann.

Ich bin in der Realität angekommen.

Ich nehme die Situation an.

Ich fühle mich.

Vollkommen.

Loreley tritt mich.

Ich fühle sie.

Ich bin glücklich.

Ich bin Mutter und stehe auf.

Ein pränataler Befund ist wahrscheinlich für die allermeisten eine emotionale Belastung. Für mich war es wichtig, mir immer wieder vor Augen zu führen:

Alle diese Gefühle sind normal.

Es ist okay, diese Gefühle zu haben – sie sind wichtig. Sie sind das einzige Normale an dieser *„von normal abweichenden“* Situation.

Ich hatte die ersten Informationen bekommen. Doch um für mich eine klare Entscheidung treffen zu können, war es wichtig, dass ich auch ein besseres Gefühl für die Sache bekam.

Ich stellte mich den emotionalen Folgen.

Ich finde es wichtig, dass ich mir bewusst über meine Gefühle bin. Ich nehme sie wahr, lasse sie da sein und spreche sie aus.

Ich zeige dir jetzt, welche Gefühle bei mir präsent waren und wie ich mit ihnen umgegangen bin.

Ohnmacht und Verzweiflung

Diese Gefühle wirken bei mir lähmend. Der Gedanke, nichts tun und es nicht ändern zu können, machte sich breit. Wie sollte ich Loreley helfen? Ein kompletter Verlust über die Kontrolle löst diese Gefühle bei mir aus.

An der Diagnose konnte ich nichts ändern. Doch ich machte mir bewusst, dass ich auf jeden Fall nicht ohne Macht war. Ich konnte etwas tun. Ich holte mir die Kontrolle zurück, indem ich etwas tat. Ich nahm meine Gefühle wahr und besorgte mir Informationen. Ich nahm mir die für mich nötige Zeit und traf meine Entscheidung. Ich hatte die Macht darüber, wie mein Leben weitergeht.

Hoffnungslosigkeit und Pessimismus

Ich zähle mich sonst zu den optimistischen Menschen. Gerade in dieser Ausnahmesituation führte das jedoch bei mir dazu, dass ich meine Gefühle erst mal an die Seite schob.

Gedanken wie „Das wird schon nicht so schlimm sein" oder „Der Arzt hat sich bestimmt geirrt" kamen hoch. Das war auch gut so. Denn so machte ich mich auf den Weg und sammelte die für mich wichtigen Informationen zusammen.

Allerdings führten diese dann dazu, dass ich vollkommen hoffnungslos und pessimistisch wurde. Aus meiner Sicht lag gerade in dieser Phase das größte Risiko für mich, wieder in die Depression abzurutschen. Gerade in diesem hoffnungslosen Zustand musste ich mir bewusst machen, dass diese Situation „nur" ein Reiz war.

Ich konnte entscheiden, was ich damit machen wollte. Es gibt immer verschiedene Optionen, auch dann, wenn mir im ersten Moment nur eine einfällt.

Gleichgültigkeit

Ich konnte mir vertrauen, denn ich wusste, dass ich auch in dieser Situation eine Wahl hatte. **Ich würde entscheiden.** Mit dieser Erkenntnis rutschte ich nicht in die Gleichgültigkeit ab nach dem Motto *„Jetzt ist alles egal."*. Mir hat es geholfen, von Betroffenen zu erfahren, dass sie auch nach ihrer Entscheidung wieder glücklich und erfüllt leben können.

Ängste und Sorgen

Ich hatte in der Situation auch Ängste und Sorgen, weil…

- ✓ … ich nicht wusste, welche Auswirkungen die Diagnose auf mein Leben haben würde.
- ✓ … ich nicht wusste, ob Loreley Schmerzen hat.
- ✓ … ich eine falsche Entscheidung treffen könnte.
- ✓ … ich keine gute Mutter sein könnte.
- ✓ … ich nicht wusste, ob ich Loreley helfen und ihr alles geben kann.
- ✓ … ich nicht wusste, mit welcher Entscheidung ich zukünftig auch emotional gut umgehen kann.
- ✓ … ich …

Vielleicht kennst du die Redewendung *„sich Sorgen machen"*. Selbst gemacht.

Gedanken wie *„Ich versage!"* oder *„Das geht in die Hose. Egal, wie ich entscheide, es wird nicht gut enden."*. Wenn ich selbst diese Gedanken immer wieder denke, dann sorge ich dafür, dass mein Körper einen Hormoncocktail ausschüttet, der nach Sauregurke-mit-Würstchenwasser schmeckt. Widerlich. Das reinste Gift.

Diese Gedanken waren nicht hilfreich. Sie würden nur das Gefühl der Hilflosigkeit fördern. Dabei forderte mich meine Angst auf, mich vorzubereiten.

Genau das habe ich getan, indem ich mir Termine gemacht, Informationen gesammelt und Fragen gestellt habe. Genau das würde ich weiter tun. Und was den Muttergedanken angeht: Ich war zu dem Zeitpunkt bereits eine sehr gute Mutter, weil ich mich kümmerte – um mich, Loreley und den Umgang mit dieser Situation. Das ist Liebe. Damit habe ich mir und Loreley in diesem Moment am besten geholfen. Mehr ging nicht.

Verwirrung

Ich war auch verwirrt, weil ich meinen Weg noch nicht sehen konnte. Ich stand an einer Weggabelung völlig im Nebel. Es gab zwar keine widersprüchlichen Informationen. Doch die genannten Wahrscheinlichkeiten wichen minimal voneinander ab, je nach ärztlichem Gespräch. Mir war sehr schnell bewusst, welche möglichen Optionen ich hatte, und ich konnte ihre Tragweite recht schnell begreifen, sonst hätte mich das zusätzlich verwirrt. Das wäre kein guter Zustand für mich gewesen. Hätte ich mir die Informationen nicht selbst zusammensuchen, sortieren und erklären können, hätte ich mir neben den Ärztinnen und Ärzten zusätzliche Hilfe geholt, um für mehr Klarheit zu sorgen.

Überforderung und Überlastung

Stellenweise fühlte ich mich überfordert und überlastet, weil

- ✓ … es alles so viel war.
- ✓ … ich die Verantwortung für 2 weitere Kinder trage, wenn sie bei uns sind.
- ✓ … ich sehr hohe Erwartungen an mich selbst habe.
- ✓ … ich zeitnah diverse Termine wahrnehmen und entscheiden wollte.
- ✓ … ich wusste, dass ich die Entscheidung nicht jemand anderem überlassen konnte.
- ✓ … ich die Diagnose und meine Entscheidung anderen mitteilen wollte, aber nicht genau wusste, wie und wann ich das mache.

Noch mehr wäre ich überfordert und überlastet gewesen, wenn …

- ✓ … ich zu viele Arbeitstermine und Aufgaben auf dem Zettel gehabt hätte.
- ✓ … mir die Schwangerschaft emotional und körperlich vorher schon viel abverlangt hätte.
- ✓ … ich weniger geschlafen hätte.
- ✓ … mich andere unter Druck gesetzt hätten.
- ✓ … ich keine Unterstützung bekommen hätte.
- ✓ … ich alles hätte richtig machen wollen, ohne zu wissen, was „richtig“ für mich bedeutet.

- ✓ … ich vorher schon gestresst gewesen wäre. Den Druck, den diese Situation aufbaut, hätte ich dann noch zusätzlich ertragen müssen.
- ✓ … ich …

Ich bin an dieser Stelle dankbar, dass mir diese zusätzlichen Gründe für Überforderung erspart blieben. Vor allem meine Arbeitstermine und Routineaufgaben verschafften mir das Gefühl von „Normalität" und sorgten dafür, dass ich durchatmen und auch mal an etwas anderes denken konnte.

Überlastung und Überforderung deuten für mich immer darauf hin, dass mir in wichtigen Momenten die Klarheit, die nötigen Informationen oder bestimmte Fähigkeiten fehlen. Dazu würde auch die Fähigkeit zählen, eine Entscheidung zu treffen, die nicht korrigiert werden kann. Ich bin sehr dankbar, dass ich diese Fähigkeit erlernt und jahrelang trainiert habe.

In Momenten der Überforderung sage ich in Gedanken immer zu mir: *Verlange dir jetzt gerade nicht zu viel ab. Überfordere dich nicht zusätzlich. Jetzt in diesem Moment musst du noch gar nichts entscheiden!*

Dann erstelle ich mir eine Liste mit meinen Aufgaben und Verantwortungsbereichen. Diese analysiere ich anschließend, um zu entscheiden, was gerade wirklich wichtig für mich ist.

Dann priorisiere ich meine Aufgaben und überlege, was jemand anderes für mich übernehmen könnte.

Wenn ich Hilfe brauche, dann hole ich sie mir.

Hier 2 Beispiele:

Nachdem ich 2022 aus der psychosomatischen Klinik kam, holte ich mir eine Haushaltshilfe.

Manchmal, wenn ich viel um die Ohren habe, lasse ich Lebensmittel liefern.

Nach der Diagnose rief ich meine Mama an. Ich fragte sie, ob sie bereit wäre, die Kommunikation mit der Verwandtschaft zu übernehmen und ihnen mitzuteilen, dass ich meine Ruhe haben will. Das ist für manche nur eine kleine Sache. Für mich war es die beste Entlastung in diesem Moment. Auch mein Mann nahm mir noch mehr im Haushalt ab, sodass ich mich mit mir und meinem Prozess beschäftigen konnte.

Zum Glück bin ich meine eigene Chefin und kann mir meine Arbeitstermine selbst bestimmen. Wäre ich noch in der Festanstellung gewesen, dann hätte ich mich krankschreiben lassen, damit ich mich um mich hätte kümmern können.

Auf der Liste der wichtigsten Menschen in meinem Leben stehe ich seit meiner Depression nicht mehr ganz hinten auf dem letzten Blatt, auf der Rückseite, ganz unten in der Ecke. **Ich stehe in meinem Leben auf der ersten Seite ganz oben an erster Stelle.**

Enttäuschung, Traurigkeit und Schmerz

Weitere Gefühle, die ich empfand, waren Enttäuschung und Traurigkeit, begleitet von ganz viel Schmerz. Auch diese waren für mich vollkommen normal. Es tat weh, weil mein Leben eine andere Richtung eingeschlagen hatte, als ich es geplant hatte.

Immer wenn ich mich traurig fühle, dann weiß ich, dass eine Veränderung ansteht oder bereits eingetreten ist.

Die Vorstellung und der Traum von Familie in der geplanten Form wurde zerschlagen. Dem „was einmal war" und „was hätte sein sollen" schaute ich traurig hinterher. Dieses Glück war mir dieses Mal wieder nicht vergönnt. Meine Erwartungen an das Leben wurden nicht erfüllt und ich war enttäuscht.

Ich hatte mir auch überlegt, ob ich von mir selbst enttäuscht war. Ich spielte mit den Gedanken „Ich habe das nicht hinbekommen" und „Ich habe mich nicht richtig vorbereitet!" Allerdings stellte ich fest, dass sie nicht stimmten, und selbst wenn, dann hätten mir diese Gedanken auch nicht weitergeholfen.

Ich wiederhole: **Es geht niemals um Schuld.**

Es geht um die Übernahme von Verantwortung, die nächsten Schritte und den Umgang mit dieser lebenseinschneidenden Situation.

Hätten mir andere diese Worte vorgeworfen, wären sie erst recht nicht hilfreich gewesen. Diese Worte würden nur an meinem Selbstvertrauen nagen und zu Selbstzweifeln führen.

Ich würde dadurch nur kleiner werden. Doch besonders in dieser Situation brauchte ich meine volle Größe.

Dennoch hätten mich diese Vorwürfe, Gedanken und Emotionen treffen können. Es ist eben nicht immer leicht. Ich gab mich bewusst eine Zeit lang der Traurigkeit hin. Mit Selbstvorwürfen quälte ich mich aber nicht. Ich habe schon vor langer Zeit gelernt, mutig und geduldig mit mir zu sein.

Ich vertraue dem Leben und vor allem mir selbst.

Einsamkeit

Allein die Vorstellung, dass sich mein Mann oder mein Umfeld in dieser Situation von mir abwenden könnte, sorgte dafür, dass ich mich für einen kurzen Moment allein fühlte.

Einsam fühlte ich mich dagegen gar nicht, weil ich ein intensives Gefühl für mich selbst habe: **Mitgefühl**. Ich habe es seit meiner Depression regelmäßig trainiert.

Dieses Mal fühlte ich mit mir mit und ließ alle Gefühle da sein.

Mit Gefühl kam ich durch diesen Prozess und fand die für mich richtige Lösung. Wären meine Familie, Freunde und meine Businessfamilie nicht für mich da gewesen, dann hätte ich mir andere Menschen in Foren und Vereinen gesucht.

Früher fiel es mir schwer, mit anderen zu sprechen. Ich zog mich vor allem in schwierigen Situationen noch mehr zurück, igelte mich ein und isolierte mich. Dann war ich vollkommen abgeschnitten – nicht nur von mir, sondern auch von anderen. Das war inzwischen anders.

In dieser schweren Zeit war ich jeden Tag dankbar, dass ich einen Zugang zu meinen Gefühlen habe, auch wenn diese zeitweise sehr anstrengend waren. Darüber hinaus war ich dankbar, dass ich mir über die Jahre ein Umfeld mit Menschen geschaffen habe, die mich verstehen und für mich da sind.

Unzufriedenheit, Frustration und Wut

Auch die Gefühle habe ich gefühlt, als …

- ✓ … ich nicht die Informationen bekam, die ich mir wünschte.
- ✓ … ich nicht sofort die Termine bekam, die ich haben wollte.
- ✓ … ich mich in Wartezimmer setzen und dort gefühlt stundenlang warten und Geduld haben sollte.

Früher wäre ich auch noch wütend gewesen …

- ✓ … wenn mich andere nicht verstanden hätten.
- ✓ … wenn ich von Menschen in meinem Umfeld nicht die Hilfe bekommen hätte, die ich in dem Moment gebraucht hätte.
- ✓ … weil ich mich gestresst gefühlt und mit mir selbst nicht „im Reinen“ gewesen wäre.
- ✓ … weil ich mich gerne anders gefühlt hätte, aber immer wieder in derselben Gedankenschleife hängen geblieben wäre.

- ✓ … weil ich gedacht hätte, dass mir das Leben Unrecht getan hat, à la „Warum ausgerechnet ich und nicht die anderen?!".
- ✓ … weil ich mich mit anderen Schwangeren verglichen hätte. Dann hätten sich noch **Neid** und **Eifersucht** zur Wut dazugesellt.
- ✓ … wenn/ weil ich …

Seit ich es mit **Geduld** und **Akzeptanz** probiere, ist die Wut weniger stark ausgeprägt. Mit zunehmendem Training kann ich auch auf die Dauer dieses Gefühls Einfluss nehmen.

Ganz wichtig ist dabei die Selbstakzeptanz, auch wenn es mir nicht sofort und immer gelingt.

Immer wieder fordere ich mich selbst dazu auf, mit mir selbst geduldig zu sein und mich nicht mit anderen zu vergleichen.

Ich und auch meine Situation – wir waren und sind immer einzigartig. Genau deshalb konnte es auch nur *meine* Entscheidung und *meinen* Weg geben.

Schuld und Scham

Auch diese Gefühle kamen für einen kurzen Moment bei mir vorbei. Ich dachte beispielsweise daran, dass …

- ✓ … ich für die Diagnose verantwortlich sein könnte. Das wäre so gewesen, wenn ich vorher wirklich einen Fehler gemacht hätte, zum Beispiel weil ich meine Folsäure und Schwangerschaftsvitamine nicht genommen hätte.
- ✓ … ich als Frau versagt hatte.

- ✓ … ich eine Entscheidung in Betracht zog, die ethisch und moralisch auf Widerstand stößt.
- ✓ … ich nicht normal bin. Meine Schwangerschaft ist nicht „die Norm", sie wich von „glücklich schwanger mit gesundem Baby" ab.
- ✓ … ich egoistisch handeln würde, wenn ich meine Entscheidung im Kopf schon getroffen hätte. Noch schlimmer wäre es geworden, wenn mein Mann anders entschieden hätte.

Schuld und Scham können von vielen Gedanken und Umständen ausgelöst werden. Ich schaute genau hin. Aus meiner Sicht war es genau deshalb so wichtig, dass ich für Klarheit sorgte, mir Informationen und Hilfe holte.

Nichts ist schlimmer, als eine unbewusste Entscheidung zu treffen oder mich „überrumpeln" zu lassen. Dann hätte ich Schuld und Scham noch viel länger auf meiner Lebensliste – wo sie definitiv nicht hingehören.

Freude

Auch wenn die Situation in dem Moment hart war, habe ich es mir erlaubt, Freude zu fühlen.

Ich darf in jeder schweren Lebenslage auch glückliche Momente wahrnehmen – ohne mich dafür schämen zu müssen.

Glückliche Momente gaben mir Kraft.

Ja, es war ätzend. Es reichte aber, wenn es „die meiste Zeit" ätzend war.

Mir hat es geholfen, daran zu denken, dass ich Loreley in genau diesen Momenten mit guten Hormonen geholfen und sie verwöhnt habe. Ich habe dafür gesorgt, dass ich mich gut fühle, und hatte so das Gefühl, uns beiden zu helfen – auch wenn manche Menschen in meinem Umfeld maximal irritiert waren.

Ich darf jederzeit glücklich sein – egal welche Entscheidung gerade zu treffen ist.

Glück und Freude sind meine persönliche Wahl – auch in schwierigen Zeiten.

Mir hat der folgende Gedanke sehr geholfen, um meine Gefühle zu verändern: **Gefühle bedeuten immer eine Chance auf Veränderung und persönliche Weiterentwicklung**.

Ich habe die Traurigkeit jeden Tag zugelassen. Meist am Abend, weil ich vom Weinen müde wurde und nachts schlafen konnte. Gefühle von Neid oder Eifersucht hatte ich gar nicht. Darüber habe ich mich gefreut. Ich konnte den anderen Frauen ihre Schwangerschaft gönnen und mich für sie mitfreuen.

Gleichzeitig habe ich meine Zeit mit Loreley sehr bewusst wahrgenommen, meine Tochter gefühlt und mich intensiv mit ihr verbunden.

„Diese Zeit kann mir niemand nehmen. Jetzt ist jetzt. Später ist später. Jetzt bin ich glücklich. Später ist es anders. Das ist alles in Ordnung", waren meine Gedanken. Ich genoss die

Momente bewusst. **Jedes Gefühl braucht Raum und will durchfühlt werden.**

Es war für mich wichtig, mich nicht von meinen Ängsten und Sorgen überwältigen zu lassen. Wäre es nicht mehr gegangen, hätte ich mir Hilfe von meiner Familie und Freunden geholt.

Hätte ich festgestellt, dass es mit mir und meinen Gefühlen extrem bergab geht und ich da allein nicht mehr rauskomme, dann hätte ich auch rechtzeitig professionelle Hilfe in Anspruch genommen.

Was für mich *„professionelle Hilfe"* bedeutet, entscheide ich selbst.

Ich weiß: Je eher die Tendenzen für eine Angststörung, Depression oder posttraumatische Belastungsstörung erkannt werden, desto schneller und besser kann mir geholfen werden.

Zusammen mit anderen Menschen kann ich immer schneller meinen Weg finden. Ich habe immer einen Profi am Start, weil ich so besser und schneller mit den Herausforderungen des Lebens umgehen kann.

Mitgefühl – mit Gefühl

Wichtig war, dass ich in dieser Zeit lieb und mitfühlend mit mir selbst war.

Ich gab mir die Zeit, die ich brauchte, um mit der Diagnose umzugehen. Besorgte mir die Informationen, die ich brauchte, damit ich eine Entscheidung treffen konnte, die zu *mir* und *meinem* Leben passt.

Ich lade dich zu dieser Übung ein.

- ✓ Benenne deine Gefühle.
- ✓ Fühle deine Gefühle ganz bewusst.
- ✓ Was führt dazu, dass du dich so fühlst?
- ✓ Könntest du das Gefühl verändern?
- ✓ Möchtest du das Gefühl verändern?
- ✓ Wenn möglich: Erlaube dir, emotional zu akzeptieren, was gerade ist.

Diagnose *Spina bifida*: Die Nerven liegen blank – von allen!

Dann zeigt er uns den unteren Rücken von unserem Baby.

Es ist auch für uns als Laien sehr deutlich zu erkennen, dass nicht alles im Körper drin ist, was dort besser sein sollte.

Eine „Von 100 auf 0“-Situation.

Mir ist sofort klar, dass diese Veränderung einen gravierenden Einfluss auf unser weiteres Leben haben wird.

Auf mein Leben.

Ich werde überschwemmt von Emotionen.

‚Vor 10 Minuten war doch noch alles in Ordnung‘, denke ich.

Bei mir legt sich ein Schalter um.

Emotion: AUS.

Ratio: AN.

Der Arzt schiebt die Ultraschallsonde über meinen Bauch.

Der Kopf unseres Babys erscheint auf dem Bildschirm.

Das Kleinhirn ist nicht an der Stelle, an der es sein sollte.

Es ist nach unten abgerutscht.

Die Veränderung am Gehirn ist sehr deutlich.

Unübersehbar!

Dafür muss ich kein Arzt sein.

Auch keine Ärztin!

Doch was bedeutet das jetzt alles?

Keine Ahnung.

ERROR!

Ohnmacht.

Nicht genug Information.

Meinem Mann und mir sind keine Emotionen anzumerken.

Weggeschoben.

Weit weg.

Erst die Ohnmacht besiegen.

Raum zurückerobern.

Wir beginnen, wie Automaten Informationen zu sammeln, um ein Lagebild zu erstellen.

Gelernt ist gelernt.

Wir verhalten uns rational.

Das ist jetzt wichtig.

„Was genau bedeutet das?"

Auf unsere Fragen folgen Erklärungen.

Ich höre die Worte.

Ich verstehe die Worte.

Sie ergeben nur noch keinen Sinn.

Mir fehlen Informationen.

Diagnose: Spina bifida – „offener Rücken".

Statistik: 1:3000 und vollkommen unabhängig vom Alter der Eltern.

In den Berichten steht später: „Auffällige Strukturen: Schädel: ‚Lemon Sign'; Kleinhirn: ‚Banana-Sign'; Sakralwirbelsäule:

Offener Neuralrohrdefekt. Kommentar: Chiari II Malformation des CNS bei kausalem (Os sacrum) offenen Neuralrohrdefekt. Untere Extremitäten frei beweglich. Zusammenfassende Beurteilung: offener NRD; (Lumbo-)sacrale Myelomeningocele"

Erst als mir der Arzt alle Informationen zur Verfügung gestellt hat, bekommen die Emotionen ihren Raum.

Jetzt ist Platz für Tränen.

Als Mama so eine Diagnose zu erhalten, war ein schwerer Schock – auf einmal war ich getroffen. Wie angeschossen.

Ich hatte vom offenen Rücken schon gehört, doch keine Ahnung, was das konkret bedeutet und welche Auswirkungen diese Diagnose auf Loreley hat – geschweige denn, was das für uns bedeutet.

Warum auch?

Wozu sich mit Themen beschäftigen, die im Leben keine Rolle spielen?

Ich würde auch keine Autozeitschrift lesen, wenn ich mich für Landhausmode interessieren würde.

Doch die Lage hatte sich verändert.

Ich musste die Autozeitschrift lesen, auch wenn ich nicht wollte.

Ich musste mich auf einmal für Autos interessieren.

Hässliche Autos.

Im Führungsprozess heißt das: *„Zurück zu Phase 1 – Informationen sammeln und ein Lagebild erstellen."*

Während dieser Zeit fühlte ich die verschiedenen Facetten meiner Gefühle, die ich dir im letzten Kapitel vorgestellt habe. Ich war mit der Situation überfordert.

Am schlimmsten war für mich die Ohnmacht. Ich war am Anfang wie blockiert. Ich konnte nichts tun und nichts ändern.

Gefühlt.

Ich wusste, dass das bei mir in dem Moment völlig normal war. Dieses Gefühl der Überforderung kam daher, weil ich einerseits von den für mich unangenehmen Gefühlen geflutet wurde. Dazu kam, dass mir Informationen fehlten.

In diesem Kapitel gehe ich auf unsere Diagnose etwas genauer ein. Ich möchte dir von meinem Entscheidungsprozess erzählen und dir beschreiben, was diese Diagnose aus meiner Sicht für mein Leben bedeutet hätte.

„Das ist aber so rational", denkst du?

Ja, ist es.

Du hast völlig recht.

Ich finde diesen rationalen Teil sehr wichtig.

Wie sollte ich denn später trauern, wenn ich nicht wüsste, *was* ich *warum* verlieren würde?

Wie sollte ich eine Entscheidung für mich treffen, wenn ich keine Entscheidungsgrundlage gehabt hätte?

Eine Münze werfen ist in diesem Fall nicht angebracht. Das kann ich machen, wenn ich nicht genau weiß, für welche Sorte Eis ich mich im Laden entscheiden soll.

Ich brauchte eine möglichst stabile Grundlage für meine Entscheidung. Denn nach der Umsetzung wäre keine Korrektur mehr möglich.

Das heißt jedoch nicht, dass ich meine Emotionen vernachlässigt habe.

Je mehr Informationen ich hatte, desto mehr Emotionen konnte ich spüren. Und als ich sie wahrnehmen konnte, konnte ich sie genau benennen und wusste, was sie mir sagten.

Immer gültig: Wenn du deine Gefühle klar benennen kannst, kannst du herausfinden, was du in deinem Leben verändern kannst, um dich anders und vielleicht auch wieder glücklich zu fühlen.

Spina bifida – was genau bedeuten die Fachbegriffe?

Im Bericht stand:

„Auffällige Strukturen: Schädel: ***‚Lemon Sign'****; Kleinhirn:* ***‚Banana-Sign'****; Sakralwirbelsäule:* ***Offener Neuralrohrdefekt****. Kommentar:* ***Chiari II Malformation*** *des CNS bei kausalem (****Os sacrum****) offenen Neuralrohrdefekt. Untere Extremitäten*

frei beweglich. Zusammenfassende Beurteilung: offener NRD; (Lumbo-)sacrale ***Myelomeningocele****"*

Mein behandelnder Arzt, der die erste Diagnose gestellt hat, hatte freundlicherweise auf meinen Wunsch hin einen Termin in der Charité in Berlin vereinbart. Das nahm mir sehr viel Druck und ich bin bis heute dankbar dafür.

In der Charité bekam ich die Bestätigung über die Zweitdiagnose. Anschließend wurde ich auch hier ausführlich beraten und aufgeklärt. Im Nachhinein bin ich sehr dankbar, dass ich ganz neutral aufgeklärt wurde. Bis heute kann ich nicht sagen, wie die persönliche Haltung der Ärzte war. Durch meine Interviews erfuhr ich, dass dies nicht immer der Fall ist.

Außerdem bekam ich einen Termin im Sozialpädiatrischen Zentrum der Charité (SPZ). Dort informierte ich mich ausführlich zu möglichen Therapien und Behandlungen. Ärztliches Personal und Therapierende im SPZ arbeiten täglich mit betroffenen Familien.

Ich habe in dieser Zeit viel im Internet recherchiert. Mithilfe der Pränataldiagnostiker konnte ich die Begriffe sortieren und habe sie mir genau erklären lassen.

„Offener Neuralrohrdefekt" ist als „offener Rücken" oder Spina bifida geläufiger. Es handelt sich um eine angeborene Fehlbildung der Wirbelsäule. Dabei schließt sich die Wirbelsäule oder das Schädeldach während der Schwangerschaft nicht vollständig. *Eine Spina bifida kann nicht geheilt werden.* Es gibt 3 Haupttypen von Spina bifida: Spina bifida occulta, Meningozele und Myelomeningozele.

Spina bifida occulta ist die mildeste Form und tritt auf, wenn ein Teil der Wirbelknochen nicht vollständig geschlossen ist, was jedoch meist keine sichtbaren Auswirkungen auf das Aussehen oder die Funktion des Körpers hat.

Meningozele tritt auf, wenn ein Teil der Wirbelsäule nicht vollständig geschlossen ist und die Membran, die das Rückenmark und das Gehirn umgibt (Meningen), aus dem offenen Bereich hervorsteht und mit einer Flüssigkeit gefüllt ist. Hier kann es dann zu neurologischen Problemen kommen, wenn das Rückenmark oder die Nervenwurzeln betroffen sind.

Myelomeningozele ist die schwerste Form von Spina bifida, bei der die Wirbelsäule nicht vollständig geschlossen ist und das Rückenmark sowie die Membranen, die es umgeben, aus dem offenen Bereich hervorragen.

Os sakrum bedeutet Kreuzbein. Für uns bedeutete es, dass bei Loreley auf dieser Höhe der Rücken offen war.

Die **Chiari-Malformation** wird vollständigerweise als Arnold-Chiari-Malformation bezeichnet und bedeutet, dass das Kleinhirn in Richtung Rückenmarkskanal verlegt ist. Die

Fehlbildung ist nach den beiden Neurologen Hans Chiari und Julius Arnold benannt. Es gibt verschiedene Typen, die je nach Schweregrad und betroffenen Gehirnstrukturen unterschieden werden.

Die häufigsten Typen sind Typ I und Typ II.

Typ I tritt normalerweise bei Erwachsenen auf. Die Symptome können mild sein und erfordern möglicherweise keine Behandlung. In schwereren Fällen kann eine Operation erforderlich sein, um den Druck auf das Gehirn zu verringern.

Typ II tritt normalerweise bei Neugeborenen auf und ist mit Fehlbildungen des Zentralnervensystems verbunden. Dabei handelt es sich um eine schwere Form der Fehlbildung, bei der das Kleinhirn und der Hirnstamm des Babys nicht an der Stelle sind, wo sie eigentlich hingehören, sondern durch die untere Schädelöffnung in den oberen Halsbereich rutschen. Die meisten Kinder mit einer Chiari-II-Malformation haben auch eine Spina bifida.

Sowohl Typ I als auch Typ II können chirurgisch behandelt werden, um den Druck auf das Gehirn zu verringern und die Symptome zu lindern. Der Unterschied besteht darin, dass die Chiari-Typ-II-Malformation in der Regel schwerwiegender ist.

Lemon Sign beschreibt eine auffällige Schädelstruktur, die von der Form an eine Zitrone erinnert. Seitlich im Gehirn befinden sich miteinander verbundene Räume, die für die Bildung von Hirnwasser zuständig sind. Sie sind mit dem Rückenmarkskanal verbunden. Diese Bereiche sind für die Aufrechterhaltung des Drucks im Gehirn und die Versorgung mit Nährstoffen zuständig. In Arztsprache heißen sie „laterale Ventrikel". Wenn der Rücken offen ist, dann ist ein Halten des Drucks nicht möglich und der Schädel verformt sich.

Banana-Sign ist eine weitere auffällige Struktur. Sie betrifft jedoch nicht den Schädel, sondern das Gehirn. Normalerweise sieht das Kleinhirn keulenförmig, also wie 2 Kugeln nebeneinander, aus. Die Bezeichnung *„Banana-Sign"* bezieht sich auf die bananenartige Form bei der Fehlbildung. Diese tritt bei beiden Typen der Chiari-Malformation auf.

Mein Fazit 1: Nachdem ich die Infos hatte, fasste ich es mir in kurz zusammen: *„Unsere Nerven liegen blank – sowohl meine als auch die von Loreley. Wir können nicht klar denken."*

Spina bifida – Was gibt es da noch zu wissen?

Diese Infos habe ich zusätzlich erhalten:

1. Spina bifida tritt häufiger bei Mädchen als bei Jungen auf.
2. Die Diagnose wird meist nicht über den Rücken, sondern über die Fehlbildung im Gehirn getroffen.
3. Die genauen Ursachen von Spina bifida sind noch nicht bekannt. Es wird jedoch angenommen, dass sowohl die Genetik der Eltern als auch ein Mangel an Folsäure eine Rolle spielen.

4. Eine ausreichende Einnahme von Folsäure vor und während der Schwangerschaft kann das Risiko einer Spina-bifida-Entwicklung beim Baby um bis zu 70 Prozent reduzieren. Leider hat das bei mir nicht gereicht. Statt der regulären Menge wurde mir geraten, die Dosierung auf 5 Milligramm Folsäure zu erhöhen – falls wir noch einen weiteren Versuch wagen würden, ein Baby zu bekommen.
5. Menschen mit Spina bifida können eine Vielzahl von körperlichen Beeinträchtigungen haben, darunter Lähmungen, Blasen- und Darmprobleme sowie Skoliose, was eine dreidimensionale Krümmung der Wirbelsäule bedeutet. Bei unserer Diagnose stand fest, dass bei Loreley *höchstwahrscheinlich* Blase und Mastdarm betroffen waren. Die Wahrscheinlichkeit, dass der untere Bewegungsapparat betroffen sein würde, wurde mit *sehr wahrscheinlich* eingeschätzt.
6. Die meisten Menschen mit Spina bifida haben eine normale Intelligenz, können jedoch aufgrund ihrer körperlichen Einschränkungen Schwierigkeiten in bestimmten Bereichen haben. Ob unser Baby zu „den meisten Menschen" gehören würde, konnte uns niemand sagen. „Und das wird auch kein Arzt tun", sagte die Ärztin.
7. Es gibt keine Heilung für Spina bifida. Allerdings kann eine frühzeitige Diagnose und Behandlung die Symptome lindern. Spina bifida kann bereits während der Schwangerschaft operativ versorgt werden.

8. Die Behandlung von Spina bifida nach der Geburt kann eine Kombination aus Operationen, Physiotherapie, Ergotherapie und medizinischer Versorgung umfassen. Die Lebenserwartung von Menschen mit Spina bifida hat sich dank Fortschritten in der medizinischen Versorgung in den letzten Jahrzehnten erhöht.

Mein Fazit 2: Es gibt wenige Garantien und viele Wahrscheinlichkeiten.

Wir haben die Garantie für viele Operationen und *„keine Chance auf Heilung"*. Das ist die Garantie für täglichen Blasenkatheter und Darmleerung und eine Garantie für *„Sie werden auf jeden Fall zur Sicherheit immer einen Rollstuhl dabeihaben"*.

Wir haben eine Garantie für ein Kind mit Behinderung und eine lebenslange Flatrate in Kliniken, bei Therapierenden und Ärztinnen und Ärzten aus verschiedenen Fachrichtungen.

Wir mussten entscheiden, wie es weitergehen sollte. Kopf in den Sand stecken hätte nicht geholfen.

Mit Sicherheit hätte es noch Unmengen weiterer Informationen zu Spina bifida gegeben, abhängig davon, welche Fachkräfte ich noch gefragt hätte. Mir haben diese Informationen gereicht, um für mich eine ausreichende Entscheidungsgrundlage herzustellen.

Ich wusste anschließend auf jeden Fall, was ich betrauern konnte.

1. Meine bisher glückliche Schwangerschaft.
2. Meinen Traum von einem *„normalen"* Leben mit einem gesunden Baby.

Natürlich war es für mich schwer, mich intensiv mit den Sachfakten auseinanderzusetzen – vor allem, weil ich mich am Anfang von der gesamte Situation überfordert fühlte. Es bedeutete, noch mehr von *„schlimm"* zu lesen und den Grad der Hoffnung klarer bestimmen zu können. Zusätzlich haben meine Emotionen mitgelesen. Es war nicht leicht zu begreifen, dass die sachlichen Beschreibungen zu den Behinderungen meiner Loreley gehören sollten mit Überlebenschancen, möglichen Graden der Einschränkungen, Heilungsraten, Therapien und vielem mehr.

„Was hat das mit mir zu tun?" Diese Frage stellte sich mir im Schockzustand – bis mir bewusst wurde: „Viel bis alles!"

Doch ich wusste, wenn ich mich ohnmächtig und überfordert fühle, helfen mir sachliche Informationen, um mehr Klarheit zu gewinnen und anschließend die nächsten Schritte zu machen.

Was du für dich tun könntest, entscheidest du selbst.

Hier sind ein paar Ideen von mir:

Emotion:

- ✓ Vielleicht gehst du spazieren. Motion = Bewegung führt manchmal zu mehr E-Motion.
- ✓ Lasse alle Emotionen zu. Sie sind okay und sie gehören dazu.
- ✓ Benenne deine Emotionen.
- ✓ Vielleicht sprichst du sie aus.
- ✓ Vielleicht schreibst du sie auf.
- ✓ Vielleicht malst, bastelst, musizierst oder tanzt du.
- ✓ Finde einen Weg, der zu dir passt.

Ratio:

- ✓ Erstelle dir ein feineres Lagebild.
- ✓ Hole dir eine Zweitmeinung. Das ist immens wichtig!
- ✓ Kläre alle Fragen, die sich im Nachhinein ergeben haben.
- ✓ Nimm dir den Arztbefund.
- ✓ Schau dir die Diagnose an.
- ✓ Markiere dir alle Fachbegriffe.
- ✓ Lasse sie dir so erklären, dass du verstehen kannst, was sie bedeuten.

- ✓ Was kannst du über die diagnostizierte Krankheit noch finden?
- ✓ Wie wird sie behandelt?
- ✓ Wie stehen die Chancen für eine vollständige Heilung?

- ✓ Lass dir von Ärztinnen und Ärzten und Betroffenen erklären, was das für dich, deine Familie und dein Baby auf lange Sicht bedeuten könnte.
- ✓ Frage nach den Möglichkeiten für „Wie geht es jetzt weiter?“ im Fall A und im Fall B.
- ✓ Mache dich mit den Fakten vertraut.
- ✓ Erlaube dir, rational zu akzeptieren, was gerade ist.

Mir konnte mein Mann vor allem beim rationalen Teil sehr helfen. Gleichzeitig war er so in den Prozess involviert.

Über den rationalen Teil fanden wir immer einen Einstieg in die emotionalen Gespräche.

Der Entscheidungsprozess – Sicherheit und Orientierung

Ganz am Anfang stand der Plan.

Wir haben Entscheidungen getroffen.

Wir haben genug Platz für ein weiteres Kind.

Wir können es uns leisten.

Wir bekommen es als Familie hin. Wir haben bereits 2 Wunschkinder, und er hat sie mitgebracht. Ein drittes Geschenk wird herrlich.

Körperlich können wir ein Baby bekommen.

Wir lieben uns und wollen ein gemeinsames Kind.

Phase 1: Problem identifizieren: Risikoschwangerschaft und Hang zur Depression

Phase 2: Optionen benennen

- *A) kein Kind*
- *B) genaue Spielregeln festlegen*

Phase 3: Bewertung der alternativen Optionen

- *A) Wir hatten das schon 2018 besprochen. Ich will es versuchen. Ohne kann ich nicht glücklich leben. Ich würde es auf dem Sterbebett bereuen. Er versteht mich. Daran hat sich nichts geändert.*
- *B) Uns ist bewusst, dass es eine Risikoschwangerschaft sein*

wird. Mental kann ich es, wenn das Baby gesund ist. Er will es, wenn das Baby gesund ist. Wir sind uns einig.

Phase 4: Auswahl der besten Option

B) Uns ist bewusst, dass es eine Risikoschwangerschaft sein wird. Mental kann ich es, wenn das Baby gesund ist. Er will es, wenn das Baby gesund ist. Wir sind uns einig.

Nach der Diagnose habe ich mir viele Informationen besorgt und sie ausgewertet. Meine Gefühle konnte ich sehr genau einordnen und benennen. Doch das hieß nicht, dass ich die 100-prozentige Klarheit hatte.

Die Wahlmöglichkeiten waren dagegen eindeutig.

Entweder die Schwangerschaft abbrechen oder die Schwangerschaft weiterführen.

Mein Bauchgefühl zeigte mir bereits eine Tendenz. Doch im Kopf kamen die Gegenstimmen:

Was wird die Familie sagen?!

Ich bin mit meiner Entscheidung allein. Die anderen sehen das vielleicht ganz anders.

Wenn ich mich für das eine entscheide, dann hat das diese Konsequenzen. Wenn ich mich für das andere entscheide, dann hat das jene Konsequenzen. Beides fühlt sich nicht gut an.

Wie soll ich nur entscheiden?

Wie soll ich damit leben?

Darf ich das allein entscheiden?

...

Meine Liste füllte sich und der Kopf stand kurz vor der Explosion.

Kopfkino.

Kopfzerbrechen.

Kopfschmerzen.

Und die Gefühle? Nach der Lähmung kam eine große Verzweiflung und machte sich breit.

Wie soll ich mich entscheiden, wenn es nicht vor und nicht zurück geht?

Wie ich Entscheidungen treffe

Entscheidungen sind ein wichtiger Bestandteil meines Lebens. Ich treffe jeden Tag unzählige davon. Meist zu völlig trivialen Dingen.

Aus dem Bett aufstehen? Ja oder nein?

Zähne putzen? Ja oder nein?

Was esse ich zum Frühstück?

Wie komme ich heute zur Arbeit?

Will ich da heute überhaupt hin? (Okay, diese Frage stelle ich mir erst seit 2015.)

...

So geht das den ganzen Tag. Für viele Fragen habe ich meine Routinen entwickelt. Routinen sind Antworten auf Fragen, die ich mir nicht mehr bewusst stelle. Viele Entscheidungen brauche ich somit nicht mehr bewusst zu treffen. Das ist leichter für mein Gehirn.

Ich habe erkannt: **Ich habe immer eine Wahl zwischen mindestens 2 Optionen.**

Das ist wichtig. Denn hier liegt die Macht, die mich aus der Ohnmacht befreit. Verlässlich. Immer.

Die Fragen, die ich mir bewusst oder unbewusst stelle, sind entweder *„geschlossen"* oder *„offen"*. Wenn sie *„geschlossen"* sind, wähle ich zwischen den Antworten *„Ja/Nein"*.

Zum Beispiel: Will ich heute in einem Restaurant essen gehen?

Wenn ich mir die Frage *„offen"* stelle, habe ich eine größere Auswahl aus Optionen für meine Entscheidung.

Zum Beispiel: In welchem Restaurant möchte ich heute essen gehen?

Vielleicht denkst du jetzt: *„Ja, aber ich muss mich ja nicht entscheiden. Ich kann ja auch nichts machen."*

Es stimmt.

Es ist völlig in Ordnung, nichts zu entscheiden.

Doch dann hast du gewählt, dass du nichts entscheiden willst.

Du hast dich für *„nichts entscheiden/ nichts machen"* entschieden. Auch das ist eine Option. Du hast sie gewählt.

Zum Beispiel: Entweder gibt es gar nichts zu essen oder ich muss damit leben, was andere aussuchen.

Neben den alltäglichen Entscheidungen gibt es die **lebensverändernden Entscheidungen**. Sie wollen gut durchdacht sein und betreffen alle meine 4 Lebensbereiche.

Hier einige Beispiele:

1. **Lebensbereich Finanzen:** in Immobilien investieren, Schulden zurückzahlen, in Bildung investieren
2. **Lebensbereich Berufung:** Berufswahl, Unternehmensgründung, Kündigung
3. **Lebensbereich Beziehung:** Hochzeit, Scheidung, Kind
4. **Lebensbereich Gesundheit:** Operation, Impfung, Abnehmen

Meine Schwangerschaft und später der pränatale Befund wurden von mir sehr leicht in die Kategorie „lebensverändernde Entscheidung" eingeordnet.

Meine Entscheidung würde einen Einfluss auf alle 4 Bereiche haben. Schon allein aus diesem Grund war es wichtig, dass ich mir die für mich nötige Zeit genommen habe und mich ausführlich damit auseinandersetzte.

Bei einer Entscheidung geht es nicht nur um die Auswahl einer Option, sondern um die damit verbundenen Konsequenzen. Eine Entscheidung treffe ich in diesem Fall nur einmal. Doch mit den Konsequenzen lebe ich ein Leben lang.

Was mir ebenfalls im Laufe der letzten Jahre bewusst geworden ist:

Mit jeder Entscheidung ist auch ein Stück Trauer verbunden. Mit jeder Entscheidung steht mir die andere Option nicht mehr zur Verfügung. Diese Option ist verloren und ich bekomme sie nicht mehr zurück.

Vielleicht denkst du jetzt: *„Aber ich kann meine Entscheidung doch korrigieren."* Dazu ist der nachfolgende Führungsprozess zu beachten, der für mich grundlegend für jede Entscheidungsfindung ist.

Prozesse sind in meinem Leben sehr wichtig, denn sie geben mir Orientierung und Halt.

Sie lassen mich auf ein Ziel zusteuern und ermöglichen das „Prinzip der kleinen Schritte".

Auch das „Prinzip der kleinen Schritte" hat den Führungsprozess als Grundlage. So ist Selbstführung möglich. Ein großes Ziel breche ich auf viele kleine Ziele runter. Jeden Tag tue ich etwas dafür, um dieses Ziel zu erreichen. Ganz einfach.

Der Führungsprozess

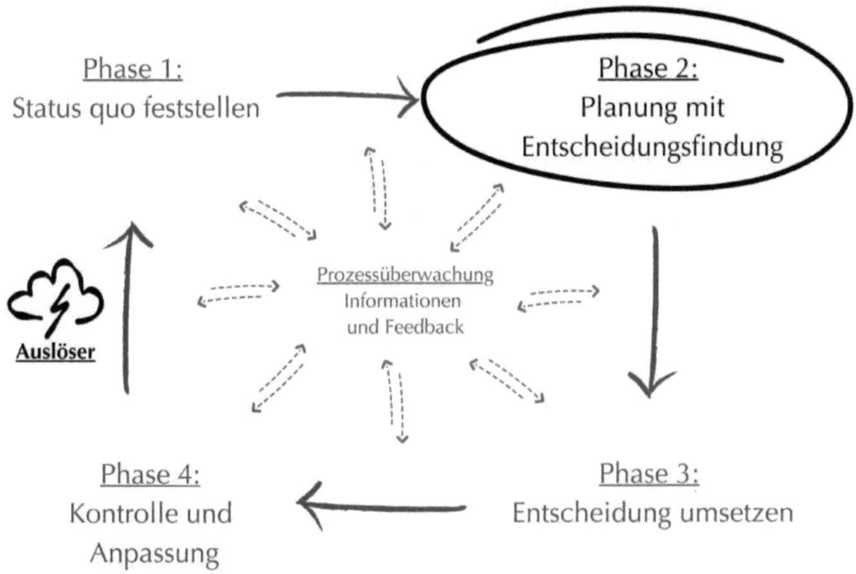

Auslöser: Aufgabe, Problem, Veränderung der Lage.

Der Auslöser sorgt dafür, dass ich eine Entscheidung vorbereite.

Phase 1: Status quo feststellen.

Was ist der aktuelle Zustand?

Wie wird dieser durch den Auslöser beeinträchtigt?

Was will oder sollte ich verändern?

Phase 2: Planung durchführen.

Entscheidung vorbereiten unter Vorannahme der Probleme in der Zukunft.

Entscheidung treffen.

Phase 3: Entscheidung umsetzen.

Dafür werden Ziele gesetzt und Befehle erteilt oder Anweisungen gegeben oder Menschen gebeten, etwas für mich zu tun.

Wie auch immer du es nennen willst: Es nützt nichts, nur im Kopf und auf dem Papier zu planen.

Um das Problem zu lösen oder damit sich etwas verändert, müssen Taten folgen.

Phase 4: Kontrolle, Überwachung und Anpassung.

Ich behalte die Auswirkung meiner Entscheidung im Auge.

Was passiert mit mir und den Menschen in meinem Umfeld?

Welche neue Situation ergibt sich?

Ich kann dabei mehr oder weniger korrigierend eingreifen.

Nach der Umsetzung einer Entscheidung beobachte ich also, was passiert. Wenn ich mit dem, was passiert, unzufrieden bin oder es sich nicht gut anfühlt, treffe ich eine neue Entscheidung und setze diese um.

Es gibt somit einen neuen Auslöser und ich beginne von vorne.

Und während all dieser Phasen überwache ich den Prozess, beschaffe oder bekomme neue Informationen, verarbeite diese und gebe sie, wenn nötig, an andere Beteiligte weiter. Außerdem bekomme ich Feedback oder Kritik aus meinem Umfeld. Auch damit kann ich etwas tun. Dieser Prozess lässt sich für mich sowohl im Außen als auch im Innen anwenden. Das ist wichtig zu wissen, denn ich kann mich damit durch meinen Prozess führen.

In den nächsten Kapiteln konzentriere ich mich ausführlicher auf die Phase 2 des Führungsprozesses und den damit verbundenen Entscheidungsprozess nach unserer Diagnose.

Der Entscheidungsprozess

Dieser gehört in die Phase 2 des Führungsprozesses.

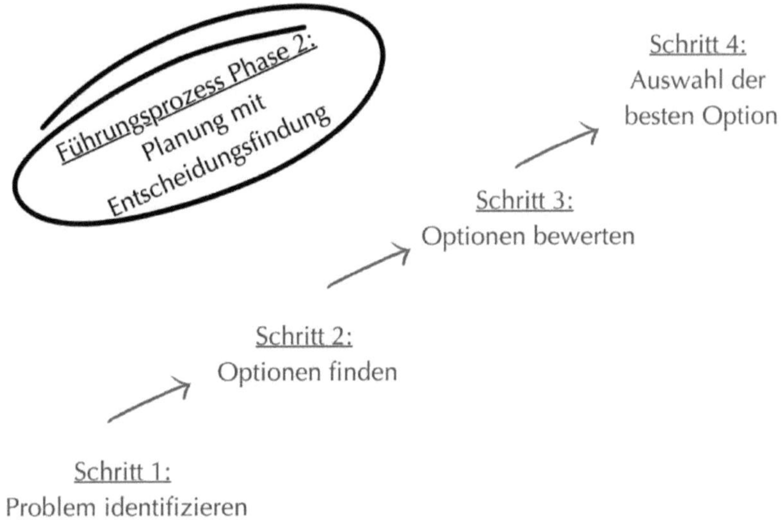

Schritt 1: Problem identifizieren

Für die Entscheidungssituation ist es wichtig, das Problem klar zu definieren, um eine Lösung zu finden.

Das hat der Arzt schon gemacht.

Problem: pränataler Befund.

Dieses Problem bedeutet für mich, dass Handlungsbedarf besteht und ich eine bewusste Entscheidung treffen werde.

Schritt 2: Optionen finden

In meinem Fall stand ich an einer Y-Gabelung. Es gab nur 2 Optionen.

Option A: Schwangerschaft abbrechen.

Option B: Schwangerschaft weiter austragen.

Option C: Nichts machen = Option B.

Ich hatte also die Wahl zwischen *„Schwangerschaft abbrechen"* und *„Schwangerschaft austragen"*.

2 Optionen.

Mehr nicht.

Schritt 3: Optionen bewerten

An dieser Stelle stand ich also. Ich teilte die Bewertung in rational und emotional auf.

Rationale Bewertung: Hier betrachtete ich die relevanten Faktoren.

Welche Risiken und Chancen ergeben sich aus den Optionen?

Ich wog die Vor- und Nachteile ab, um für mich die beste Entscheidung zu treffen. Dafür traf ich Annahmen für die Zukunft.

Emotionale Bewertung: Ich konzentrierte mich auf meine persönlichen Werte und Ziele. Wie ich das gemacht habe, zeige ich noch.

Was ist langfristig in meinem Leben wichtig?

Gerade meine Werte sind die Grundlage für meine Entscheidung. Da mir meine Werte schon länger bewusst sind, kann ich schnell Entscheidungen für mich treffen. Hier ging es um mich und um die Frage, wie ich mir meine Zukunft in beiden Optionen vorstelle. Das war jedoch gar nicht so einfach, weil jede Antwort auf meinem Gefühl und auf meinen Annahmen beruhte. Dennoch war dieser Schritt sehr wichtig in meinem inneren Entscheidungsprozess.

Schritt 4: Auswahl der besten Option

Nachdem ich die beiden Optionen für mich rational und emotional bewertet hatte, wählte ich die Alternative, die für mich am besten geeignet war, um die Situation zu verändern. Beide Alternativen fühlten sich zunächst schlecht an. In einem solchen Fall habe ich mir angewöhnt, die Alternative zu wählen, die sich langfristig am wenigsten schlecht anfühlt. Ich überlegte mir, mit welchen Konsequenzen ich mir vorstellen konnte, am besten weiterzuleben.

Insgesamt ist dieser Entscheidungsprozess logisch aufgebaut und in den Führungsprozess integriert.

Logisch heißt nicht, dass es leicht ist.

Ich überlegte sehr gründlich und fühlte immer wieder in mich hinein, damit ich eine bewusste Entscheidung treffen konnte. Ich traf Vorannahmen für meine Zukunft.

Ich stellte mir meine Zukunft in beiden Optionen vor.

Womit war emotional und rational zu rechnen?

Welche Probleme könnten sich nach der umgesetzten Entscheidung ergeben? Denn nach der Entscheidung folgt ja die Umsetzung.

Wie würde die Entscheidung mein Leben verändern?

Ich mache an dieser Stelle noch mal einen Schritt zurück. Ich war noch mittendrin im dritten Schritt „Alternativen bewerten". Dieser Punkt war wirklich kompliziert.

Ich betrachtete die beiden Alternativen ganz genau, um meine Emotionen weiter sortieren zu können. Wie sollte ich sonst die Alternativen bewerten und eine bewusste Entscheidung treffen?

Schwangerschaftsabbruch oder Schwangerschaft austragen?

Wir haben entschieden, dass wir ein Baby bekommen wollen.
Als der Schwangerschaftstest 2022 wieder positiv war, ging es gemäß Führungsprozess so weiter:

Phase 3: Entscheidung umsetzen.
Rational: Spielregeln festlegen: Wir bereiten alle Arzttermine vor. Ich gehe hin. Wir werten sie danach aus. Wenn das Kind krank ist, brechen wir die Schwangerschaft ab.
Sonstiges: Arzttermine, Folsäure, Heparin-Spritzen.

Emotional: Freude, Aufregung, Angst, Unsicherheit. Das komplette Programm der Gefühle.

Phase 4: Überwachung und Anpassung
Rational: weitere Arzttermine. Pränataler Befund mit Spina bifida.
Emotional: komplette Systemüberlastung.

Wir haben ein Problem.
Ein Scheißriesenproblem!

Der Prozess beginnt von vorne.
LidL – Leben in der Lage.

Diese Lage ist auf dem Rummelplatz des Lebens die Kotzmühle – doch wir können nicht aussteigen.
Wir können nur machen, was wir immer machen.
Unser Leben und unsere Emotionen in dieser Lage führen.

Phase 1: Status quo feststellen. Was ist der aktuelle Zustand. Wie wird dieser durch den Auslöser beeinträchtigt? Was müssen wir verändern?

Phase 2: Planung durchführen. Entscheidung vorbereiten unter Vorannahme der Probleme in der Zukunft und Entscheidung treffen.

Der Entscheidungsprozess:
Schritt 1: Problem identifizieren: Spina bifida.

Schritt 2: Optionen finden:

A) Schwangerschaft abbrechen.
B) Schwangerschaft weiterführen.

Schritt 3: Optionen bewerten:

A) Pest.
B) Cholera.

Schritt 4: Auswahl der besten Option:
Wir müssen reden …

Ich wiederhole an dieser Stelle noch einmal: Ich betrachte nicht, ob ein Kind mit einer Fehlbildung ein lebenswertes und erfülltes Leben haben kann. Darum geht es in diesem Buch nicht.

Abgesehen davon ist diese Bewertung höchst individuell. Das sieht jeder anders und jeder hat eine Meinung dazu. Am Ende könnte sowieso nur das Kind selbst sagen, ob es ein lebenswertes und erfülltes Leben hat.

Meine Entscheidung lag jedoch zeitlich davor. Daher geht es in diesem Buch ausschließlich um das lebenswerte und erfüllte Leben von mir. Der Mutter.

Es kann hier nur um mein Leben gehen. Denn dass dieses glücklich und erfüllt ist, ist meine Verantwortung und hängt immer von meinen Entscheidungen und meiner inneren Haltung ab.

Es ging also in erster Linie um mich.

In zweiter Linie um meine Familie.

Also schaute ich mir zuerst die beiden Alternativen aus meinem Blickwinkel an und was sie für mich bedeuten.

Schwangerschaft abbrechen oder austragen

Genau genommen ging es nicht um das Abbrechen oder Weitertragen der Schwangerschaft. Es ging viel tiefer.

Es ging ums Leben – um das Leben von mir und um das Leben von Loreley.

Ich hatte nebenbei Überlegungen angestellt, was die Alternativen mit sich bringen könnten. Diese Überlegungen hätten zu Konflikten im Außen führen können. Dem war jedoch nicht so, weil mein Mann und ich immer wieder miteinander sprachen. Aber in mir drin ging definitiv die Post ab.

Diese Konflikte zu lösen, ist immer die Herausforderung bei schwierigen Entscheidungen.

Ich hatte anfangs das Gefühl, dass keine Option auch nur ansatzweise die richtige sein konnte.

Natürlich konnte ich nicht in eine Glaskugel gucken und in die Zukunft schauen.

Um eine Entscheidung treffen zu können, geht es um das realistische Auswerten der Informationen und die Einordnung von Wahrscheinlichkeiten.

Option A: Schwangerschaft abbrechen

Da breche ich mir schon bei der Entscheidung, ob ich das hier schreiben soll, einen ab.

Das kann auch am Wort selbst liegen, denn es ist ein anderes Wort für Abtreibung. Gemäß Kirche ist die Abtreibung nur auf der Alm keine Sünde, aber da geht es auch nur um die Schäfchen des Herrn. Das andere Schäfchen abtreiben, geht aus der Perspektive gar nicht. Das schwingt wohl mit – ob ich nun religiös bin oder nicht.

Ich kann viel abbrechen. Spiele, Studien, Stifte und eben auch eine Schwangerschaft.

Nach der Entscheidung folgt ein medizinischer Eingriff, der den Tod meines Kindes bedeuten würde. Und weil es so ist, war es auch so schwer, eine Entscheidung zu treffen.

Die Ärztinnen und Ärzte erklärten es mir rational. Je nach Stadium der Schwangerschaft und meinem gesundheitlichen Zustand gab es unterschiedliche Verfahren.

Mir wurden die Absaugmethode, die Ausschabung und der medikamentöse Schwangerschaftsabbruch aufgezeigt.

Ebenfalls wurde mir verdeutlicht, wie die Situation aufseiten der medizinischen Mitarbeitenden aussieht. Je später der Eingriff erfolgt, desto schwieriger wird es aus ethischen Gesichtspunkten, denn Loreley entwickelte sich jeden Tag weiter.

Mir wurde erklärt, dass mit zunehmenden Schwangerschaftswochen die Wahrscheinlichkeit für das Überleben des Babys bei einer Frühgeburt steigt. Ich war in der 22. SSW. Wenn ich mich für einen Schwangerschaftsabbruch in diesem späten Stadium entscheiden würde, dann würde ein *Fetozid* durchgeführt werden. Dies bedeutet, dass Loreley ein Medikament verabreicht werden würde, das zur Folge hätte, dass ihr Herz aufhört zu schlagen. Danach würde die Geburt eingeleitet werden.

Die Methode des Schwangerschaftsabbruchs und den Ablauf besprach ich nach der Entscheidung erneut mit meinen Ärztinnen. Ich holte mir auch in dieser Phase eine Zweitmeinung und mentale Hilfe.

Körperlich würde ich den Eingriff für einen Schwangerschaftsabbruch wahrscheinlich gut verkraften.

Doch wie sah es mental aus? Das konnte ich nur erahnen.

Letztendlich war es gut, dass ich mich auch mental auf diesen Eingriff vorbereitet habe. Deswegen war es für mich so wichtig, diesen Entscheidungsprozess vorher bewusst zu durchlaufen.

Auch nach dem Eingriff war es wichtig, dass ich mir die Zeit nahm und die Gelegenheit nutzte, um emotional nachzubereiten, was ich erlebt hatte.

Am Ende würde diese Entscheidung bedeuten: **Ich will dieses Kind nicht haben.**

Das wäre nicht das Problem.

Das größere Problem war in meinem Kopf:

- ✓ Was werden die Leute denken?
- ✓ Das ist doch egoistisch!
- ✓ Wer bin ich, dass ich Gott spiele?
- ✓ Was sind die Konsequenzen meiner Entscheidung?
- ✓ …

Das Problem hätte auch in meiner Umgebung sein können. Denn alle haben eine Meinung dazu.

Es gibt 3 Varianten:

A: Dafür.

B: Dagegen.

C: Ist doch deine Sache. Aber wenn ich in deiner Lage wäre, würde ich A machen / würde ich B machen.

Hier gibt es also keine halben Sachen. Dafür oder dagegen. Es ist wie mit dem Schwangersein – nur ein bisschen geht nicht.

Ich machte mir bewusst: **Alle haben eine Meinung. Doch ich bin die, die mit der Entscheidung weiterlebt und mit den Konsequenzen umgehen wird.**

Ich hätte auch sagen können:

„Ich will das Kind ja haben, aber ich kann nicht, weil ich krank bin oder bei der Geburt sterben würde oder, oder, oder. Die Ärzte haben gesagt, dass …"

Dann hätte ich entschieden, dass ich dem Fachpersonal glaube. Ich ziehe mein Leben vor. Wenn ich das Kind wollen würde, würde ich mein Leben aufs Spiel setzen.

Ich sagte es ja: **Bei der Entscheidung geht es ums Leben. Auch um meins.**

Ich würde dieses Kind haben wollen, aber nicht um jeden Preis.

Am Ende würde meine Entscheidung bedeuten: **Ich will dieses Kind nicht haben.**

Über ärztliche Empfehlungen und Krankheiten die Entscheidung zu argumentieren, kann es auf jeden Fall erträglich machen und ist aus meiner Sicht vollkommen legitim.

Kurze Zahlenakrobatik zwischendurch

2022 wurden gemäß statistischem Bundesamt insgesamt 103.927 Schwangerschaften abgebrochen. Die Gründe sind vielfältig. Insgesamt wurden davon 767 durch Fetozid beendet, das heißt, das Baby war älter als 20 Wochen. Ich gehe davon aus, dass die Schwangerschaften aufgrund von pränatalen Befunden abgebrochen wurden.

Ich habe keine Statistik darüber gefunden, wie viele Frauen sich nach einem pränatalen Befund für das Austragen der Schwangerschaft entschieden haben.

Am Ende spielt es auch keine Rolle, denn ich habe im Studium gelernt: *„Glaube keiner Statistik, die du nicht selbst erstellt hast."*

Abgesehen davon, wollte ich meine Entscheidung nicht auf Grundlage einer Statistik treffen – nach dem Motto: *Was die allermeisten machen, mache ich auch.*

Das wäre ja wie makabres Familienduell: *Wir haben 100 Leute gefragt …*

Option B: Schwangerschaft austragen

Wenn ich mich dafür entscheide, die Schwangerschaft auszutragen, trage ich (je nach Krankheit) das Kind bis zum natürlichen Tod während der Schwangerschaft oder bis zur Geburt aus.

Körperlich sah diese Option für mich erst mal ähnlich aus wie der Schwangerschaftsabbruch.

Physisch würde ich die Schwangerschaft wahrscheinlich gut vertragen. Doch wie sah es psychisch aus – vor allem in der langfristigen Betrachtung?

Ich würde das Leben von Loreley schützen und würde ihr eine Chance zu leben geben. Wahrscheinlich würde ich eine sehr intensive Bindung aufbauen und könnte sie kennenlernen.

Es ging jedoch nicht nur um das Weitertragen und Abwarten, was passiert. Es ging vor allem darum, wie die langfristige Perspektive meines Lebens und dessen von Loreley hätte sein können. Es ging um die Lebenserwartung von ihr, die damit für mich verbundenen Aufgaben und andere Konsequenzen.

An dieser Stelle wurde es wirklich ganz individuell und ich musste mir konkrete Informationen beschaffen.

Am Ende würde diese Entscheidung bedeuten: **Ich will dieses Kind haben.**

Und das wäre nicht das Problem und jetzt wiederhole ich mich.

Das größere Problem wäre in meinem Kopf:

- ✓ Was werden die Leute denken?
- ✓ Das ist doch egoistisch!
- ✓ Wer bin ich, dass ich Gott spiele?
- ✓ Was sind die Konsequenz meiner Entscheidung?
- ✓ …

Das Problem hätte auch in meiner Umgebung sein können. Denn alle haben eine Meinung dazu.

Es gibt 3 Varianten:

A: Dafür.

B: Dagegen.

C: Ist doch deine Sache. Aber wenn ich in deiner Lage wäre, würde ich A machen / würde ich B machen.

Hier gibt es also keine halben Sachen. Dafür oder dagegen. Es ist wie mit dem Schwangersein – nur ein bisschen geht nicht.

Ich machte mir bewusst: **Alle haben eine Meinung. Doch ich bin die, die mit der Entscheidung weiterlebt und mit den Konsequenzen umgehen wird.**

Kommen wir jetzt zum eigentlichen Thema der Entscheidungsfindung:

- ✓ Darf ich eine Meinung haben?
- ✓ Darf ich gar einen eigenen Willen haben?
- ✓ Wie stabil bin ich?
- ✓ Wie viel Gegenwind kann ich aushalten?
- ✓ …

Schwangerschaft abbrechen?

Schwangerschaft weiterführen?

Schwere Entscheidung?!

Ich nahm mir die Zeit, die *ich* brauchte.

Es gab an dieser Stelle keine richtige oder falsche Entscheidung. Es gab *meine* Entscheidung. Sie sollte für *mich* stimmig sein. Ich machte mich frei von den Meinungen im Außen.

An dieser Stelle lade ich dich wieder zu einer Übung ein:

Du brauchst für beide Wege konkrete Informationen.

Nimm Kontakt zu Betroffenen auf, zum Beispiel über den Verein *Weitertragen e. V.* oder anderen Foren.

Schwangerschaft abbrechen:

- ✓ Wie würde der weitere Verlauf sein?
- ✓ Welchen Einfluss hätte das auf dich und dein Leben?
- ✓ Kannst du dir das vorstellen für die Zukunft?
- ✓ Triff Annahmen.
- ✓ Welchen Einfluss hat diese Entscheidung auf deine 4 Lebensbereiche (Finanzen, Beruf, Beziehungen, Gesundheit [psychisch und physisch])?

Schwangerschaft austragen:

- ✓ Wie würde der weitere Verlauf sein?
- ✓ Was bedeutet es, ein Kind mit einer schwerwiegenden Krankheit auszutragen?
- ✓ Ist diese Krankheit für dich und dein Leben schwerwiegend?
- ✓ Wie verläuft die Schwangerschaft und welche Herausforderungen sind damit verbunden?
- ✓ Welchen Einfluss hätte das auf dich und dein Leben?
- ✓ Kannst du dir das vorstellen für die Zukunft?
- ✓ Triff Annahmen.
- ✓ Welchen Einfluss hat diese Entscheidung auf deine 4 Lebensbereiche (Finanzen, Beruf, Beziehungen, Gesundheit [psychisch und physisch])?

Emotionales Vorgehen:

- ✓ Identifiziere deine Problemgedanken und schreib sie auf.
- ✓ Lasse alle Emotionen zu.
- ✓ Vielleicht sprichst du sie laut aus.

- ✓ Vielleicht schreibst du sie auf.
- ✓ Vielleicht malst, bastelst, musizierst oder tanzt du.
- ✓ Finde einen Weg, der zu dir passt.

- ✓ Sprich mit deinem Partner oder deiner Partnerin.

Du bist niemals allein. Das wirst du gleich noch tiefer erfahren.

Und wenn die Leute reden?

Ich habe entschieden, ich handhabe es wie *Die Ärzte*. Ich *„Lasse redn"*.

Professionelle Ansprechpersonen und Hilfsangebote

Der Arzt hatte mir verschiedene Ansprechpersonen genannt.

SPZ[4], Seelsorge, Schwangerschaftskonfliktberatung.

„Ich empfehle Ihnen, diese Termine wahrzunehmen. Erfahrungsgemäß fühlen sich Eltern nach dem SPZ in ihrer Entscheidung bestärkt. Das gilt sowohl für den Abbruch als auch für das Weiterführen der Schwangerschaft. Nach dem Termin wird es für Sie viel klarer sein."

Wenn er es sagt.

Er hat diese Fälle öfter.

Ich bin Neuling.

Die Schwester macht den Termin im „SPZ".

Zu Hause muss ich erst mal die Suchmaschine befragen. Ich fahre ins Sozialpädiatrische Zentrum, Abteilung Neuropädiatrie/Neonatologie.

Ich habe für eine Woche später einen Termin bei der Schwangerschaftskonfliktberatung und einen weiteren bei meinem Coach gemacht. Immer wenn ich eine schwierige Entscheidung hinterfragen lassen will, spreche ich mit ihr.

Ich brauche das für mich. Damit es mir gut geht. Ich will sichergehen, dass ich alles wahrgenommen habe. Alle Möglichkeiten ausschöpfe.

Mein Partner braucht das alles gar nicht – sagt er.

---

[4] Sozialpädiatrisches Zentrum

Das ist okay für mich.

Mit weichen Knien fahre ich ins SPZ.

Ich bin allein. Mein Mann ist zu Hause.

Damit es mir mit meiner Entscheidung gut geht, brauche ich nur mich und Loreley.

Er hat seine Entscheidung schon getroffen.

Er konnte die Bilder im Internet nicht ertragen. Für mich wäre er mitgekommen. Aber warum soll ich ihn quälen?

Ich liebe ihn.

Doch ich brauche ihn nicht bei einem Termin.

Da brauche ich nur Loreley und mich.

Ich sitze auf dem Flur.

Lange. Ich warte lange, denn ich bin zu früh.

Absichtlich.

Ich will mir ein eigenes Bild machen.

Auf dem Flur sehe ich Kinder, manche sitzen im Rollstuhl.

Geistig mehr, weniger bis gar nicht eingeschränkt.

Motorisch alle eingeschränkt.

Manche fröhlich, andere nicht.

Ich blicke in die Gesichter der Eltern.

...

Alles dreht sich um die Kinder.

Die Ärztin sieht die Welt der Kinder nicht durch eine rosarote Brille. Sie betrachtet es ganz sachlich.

Möglichkeiten der pränatalen Operation.

Vor der Geburt.

Nach der Geburt.

Orthesen, Katheter, Shuntsystem.

Urologen. Psychologen. Schulhelfer.

„Wir fangen sehr früh an, die Kinder mit Orthesen zu versorgen. Schon zum Ende des ersten Lebensjahres, um gar nicht erst Gelenkfehlstellung aufkommen zu lassen und damit die Kinder das als ganz normal akzeptieren. So wie Kleidungsstücke. Ich zeige Ihnen mal eine Orthese. Die hier wird oben am Becken umgeschnallt und damit werden die Unterschenkel und Oberschenkel gestützt. Sie werden an die Größe des Kindes angepasst und das Kind kann sich die Farbe aussuchen."

Dann ist sie fertig mit ihren Ausführungen.

Ob ich Fragen hätte.

Ich überlege.

Loreley würde mit Orthese aussehen wie ein Transformer und trotzdem nie einer sein.

Operationen. Aktivrollstuhl. Katheter.

Mir schießen die Tränen in die Augen.

Was mir fehlt, ist die ganzheitliche Aufklärung.

Alles für die Kinder.

Ja, ich habe Fragen!

„Wissen Sie, was mir bisher gefehlt hat? Was das für die Eltern bedeutet, wenn sie sich für das Kind entscheiden."

Wir reden Klartext.

Sie endet mit den Worten: „Sie können die Entscheidung nicht im Sinne Ihres Kindes treffen. Sie wissen nicht, wie das Kind es erleben würde. Sie können die Entscheidung nur für sich treffen. Sie und Ihr Mann. Nicht für das Umfeld. Nicht für das Kind. Nur für Sie. Und Sie sollten da auch an einem Strang ziehen, weil alles andere die Beziehung vermutlich sehr belasten würde. Sehen Sie sich die Möglichkeiten an, damit Sie vernünftig entscheiden können."

Vernünftig?!

Am Ende ist alles gesagt, was gesagt werden muss.

Grundsätzliches

Ich schätze mich schon so ein, dass ich sonst mit beiden Beinen fest im Leben stehe. Aber in diesem Fall hatte ich nicht den Anspruch, es allein wuppen zu müssen. Es wäre sehr schwer und langatmig geworden, wenn ich allein damit hätte fertigwerden wollen. Es war für mich völlig in Ordnung, dass ich aktiv Unterstützung gesucht und angenommen habe. Für mich ist es sehr hilfreich, die Dinge aus verschiedenen Perspektiven zu betrachten und die Meinungen und Erfahrungen anderer zu hören. Außerdem half es mir wieder dabei, mich selbst noch intensiver kennenzulernen und meine eigenen Bedürfnisse und Wünsche besser zu verstehen.

Ich wollte mir auf keinen Fall eine Entscheidung *„überstülpen"* lassen. Ich hätte mich nicht bedrängen lassen.

Wenn ich bedrängt werde, ist das keine Hilfe. Es führt nur zur Verwirrung, vorschnellen Entscheidungen, um endlich Ruhe zu haben – und diese Entscheidungen führen dann bei mir zu späterer Reue.

Eine für mich *unpassende* Hilfskraft …

- ✓ … hat keine Empathie und kann meine Gefühle und Bedürfnisse nicht berücksichtigen.
- ✓ … stellt mir nur eine Option zur Auswahl.
- ✓ … betrachtet meine Optionen aus nur einer Perspektive.
- ✓ … bewertet meine Option, bezeichnet sie zum Beispiel als positiv und als negativ.
- ✓ … hat Vorurteile oder ist durch die persönliche Überzeugung dem Thema gegenüber voreingenommen.
- ✓ … hat persönliche Interessen.
- ✓ … hat eine mangelnde Kompetenz und/oder keine Selbsterfahrung mit dem Thema.
- ✓ … kommuniziert unverständlich.

In meiner Vorstellung hätte man mir im schlechtesten Fall angeboten, die Unterlagen für einen Schwangerschaftsabbruch vorzudatieren, um einen Abbruch schnell durchführen zu können, oder man hätte mir gesagt, dass gesetzlich keine andere Option möglich ist. Diese Erfahrungen wurden mir erspart und dafür bin ich dankbar.

Eine für mich *passende* Hilfskraft …

- ✓ … hat Empathie und kann meine Gefühle und Bedürfnisse berücksichtigen und gut einordnen.
- ✓ … bespricht mit mir beide Optionen.
- ✓ … betrachtet beide Optionen aus verschiedenen Perspektiven.
- ✓ … überlässt mir die Bewertung meiner Optionen.
- ✓ … trennt die persönliche Überzeugung zu dem Thema von meinen Möglichkeiten.
- ✓ … hat keine persönlichen Interessen und überlässt mir die Freiheit meiner Entscheidung.
- ✓ … hat ausgeprägte Kompetenzen und/oder Selbsterfahrung mit dem Thema.
- ✓ … kommuniziert verständlich.

Meine Wegbegleitung war wirklich gut. Alle Menschen gaben mir den einen Rat: ***„Nimm dir mindestens die Zeit, die gesetzlich vorgeschrieben ist, und im besten Fall die Zeit, die du brauchst.“***

Und das tat ich. Gleichzeitig hatte ich Folgendes im Blick: **Je mehr Zeit vergeht, desto kritischer wird es ethisch für den Schwangerschaftsabbruch.**

Bevor meine Entscheidung umgesetzt würde, hätte ich jedoch immer die Möglichkeit, mich umzuentscheiden. Zu spät würde es erst sein, wenn mir das Medikament für den Abbruch verabreicht wäre.

Die Entscheidung des Weitertragens zu korrigieren, ist ethisch und zeitlich ein anderes Thema. Auch dazu hatte ich mich beraten lassen.

Lass uns einen kurzen Blick in die Gesetzeslage werfen.

Es gibt das **Schwangerschaftskonfliktgesetz**[5]**.**

In diesem ist unter anderem geregelt, dass ich mich über *„die Hilfsmöglichkeiten für behinderte Menschen und ihre Familien, die vor und nach der Geburt eines in seiner körperlichen, geistigen oder seelischen Gesundheit geschädigten Kindes zur Verfügung stehen, die Methoden zur Durchführung eines Schwangerschaftsabbruchs, die physischen und psychischen Folgen eines Abbruchs und die damit verbundenen Risiken und über Lösungsmöglichkeiten für psychosoziale Konflikte im Zusammenhang mit einer Schwangerschaft"* informieren kann.

Es gibt viele Hilfsangebote, die ich wählen konnte. Diese sind immer individuell und je nach Diagnose auszuwählen. Ich wünsche mir für jede Betroffene, dass sie so gute Ärztinnen und Ärzte hat, wie ich sie hatte.

Beratung durch ärztliches Fachpersonal

Die Ärztinnen und Ärzte waren verpflichtet, mir Ansprechpersonen und weitere Hilfsangebote zu empfehlen.

---

[5] https://www.gesetze-im-internet.de/beratungsg/BJNR113980992.html (zuletzt abgerufen am 17.09.2023)

Ich hatte jedoch das Gefühl, dass es ihnen von innen heraus wichtig war, weil sie mir helfen wollten, eine gute Entscheidung für mich zu treffen. Sie nahmen sich viel Zeit für mich und klärten mich ausführlich auf.

Leider empfehlen nicht alle Ärztinnen und Ärzte weitere Ansprechpersonen oder Hilfsangebote, obwohl sie es müssten. Dass ich auch nach Empfehlungen hätte fragen können, weil mein Gegenüber die Pflicht zur Aufklärung und Beratung in besonderen Fällen hat, stellte ich erst im Rahmen meiner Recherche fest.

Im **Schwangerschaftskonfliktgesetz** steht dazu:
„Sprechen nach den Ergebnissen von pränataldiagnostischen Maßnahmen dringende Gründe für die Annahme, dass die körperliche oder geistige Gesundheit des Kindes geschädigt ist, so hat die Ärztin oder der Arzt, die oder der der Schwangeren die Diagnose mitteilt, über die medizinischen und psychosozialen Aspekte, die sich aus dem Befund ergeben, unter Hinzuziehung von Ärztinnen oder Ärzten, die mit dieser Gesundheitsschädigung bei geborenen Kindern Erfahrung haben, zu beraten. ***Die Beratung erfolgt in allgemein verständlicher Form und ergebnisoffen.*** *Sie umfasst die eingehende Erörterung der möglichen medizinischen, psychischen und sozialen Fragen sowie der Möglichkeiten zur Unterstützung bei physischen und psychischen Belastungen. Die Ärztin oder der Arzt hat über den Anspruch auf weitere und vertiefende psychosoziale Beratung nach § 2 zu informieren und*

im Einvernehmen mit der Schwangeren *Kontakte zu Beratungsstellen nach § 3 und zu Selbsthilfegruppen oder Behindertenverbänden zu vermitteln.“*

Eine Beratung durch Fachkräfte war die eine Sache. Sie konnten mich aus medizinischer Sicht beraten. Das konnten sie sehr gut, zum einen, weil sie mit den Betroffenen arbeiten, und zum anderen, weil sie mir die nötigen Kontakte hergestellt haben.

Wäre ich auf Ärztinnen und Ärzte getroffen, die mich nicht hinreichend über hilfreiche Kontakte informiert hätten, dann wäre das blöd gewesen. Dann hätten sie sich nicht an das Gesetz gehalten und wären offensichtlich schlechte Beratende für mich gewesen. Aber ganz ehrlich, selbst wenn ich vom Schwangerschaftskonfliktgesetz gewusst hätte, ich hätte mir keinen Nebenkriegsschauplatz aufgemacht und mich mit ihnen angelegt. Die Energie hätte ich mir gespart.

Die andere Sache wäre ein Gespräch mit den von Spina bifida Betroffenen und deren Familien gewesen. Hier wurde es schwierig. Zwar wusste ich, wie ich in Kontakt hätte kommen können oder wie ich ein Gespräch hätte führen können. Doch zum einen hatte ich ein gewisses Schamgefühl, das mir im Weg stand. Zum anderen hatte ich dafür nicht die Nerven. Ich konnte mich in der Zeit nicht gut konzentrieren.

Auch im Internet wäre es wahrscheinlich einfach gewesen. Ich hätte mir beispielsweise eine Gruppe bei Facebook suchen können. Aber ich mag Facebook nicht. Und ich wollte auch keine Anträge bei Vereinen oder in Foren stellen, um etwas lesen zu können.

Beratung durch Betroffene

Ich habe für dieses Buch ein Interview mit Dr. Rödelsperger geführt. Sie ist im Vorstand des Vereins *Weitertragen e. V.*

In der Regel müssen die Betroffenen im Verein aufgrund der gestellten Diagnosen selten eine schnelle Entscheidung treffen.

Betroffene, die sich im Forum anmelden, tragen meist ein Kind mit infauster Prognose. Das heißt, eine Heilung der Kinder ist nicht möglich und mit dem Tod ist während oder kurz nach der Schwangerschaft zu rechnen.

Ich habe selbst keine Beratung in Anspruch genommen, weil ich den Verein zu der Zeit noch nicht kannte.

In diesem Vereinsforum würde ich jedoch starten, denn dort können zu verschiedenen Krankheitsbildern nicht nur medizinische Fachkräfte empfohlen werden, Betroffene können auch mit Eltern in Kontakt treten, die ihr Kind mit ähnlicher Diagnose ausgetragen haben. Im Verein können Betroffene außerdem mit sehr erfahrenen Menschen sprechen, die zum Beispiel schon seit 30 Jahren betroffene Eltern begleiten. Hier liegt auf jeden Fall ein großer Erfahrungsschatz.

Therapierende

Ich hätte mich bei meinem Prozess auch durch verschiedene andere Stellen beraten lassen können.

Meine Frauenärztin hat mich sofort gefragt, ob ich eine Überweisung zu einer Psychologin haben möchte. Wahrscheinlich hätte ich mich dort jedoch auf lange Wartezeiten einstellen müssen. Inwieweit es bei Privat- und Selbstzahlerpraxen anders aussieht, kann ich nicht sagen. Diese Wartezeit hatte ich nach meinem Verständnis nicht. Ich habe mir andere Hilfe geholt.

Schwangerschaftskonfliktberatung (zum Beispiel *Caritas, Diakonie, pro familia, donum vitae*)

Diese Beratung ist kostenlos und anonym. Die Beratenden sind im Umgang mit Konflikten geschult. Sie hätten mit mir beide Entscheidungsoptionen besprechen und mir bei der Entscheidungsfindung helfen können. Außerdem hätten sie auch Gespräche mit mir und meinem Mann geführt, um in dieser besonderen Situation zu vermitteln und zu verbinden. Im Idealfall hätten sie mir weitere Kontakte zu anderen Beratungsstellen, medizinischen Fachkräften, Krankenhäusern oder auch zu Selbsthilfegruppen vermitteln können. Auch nach meiner Entscheidung hätten sie mich bei der Umsetzung weiter begleitet. Mein vereinbarter Termin fiel jedoch aus, weil mir die ärztlichen Termine wichtiger waren, um die für mich wichtigen Informationen zu bekommen.

Coaching

Ein Coaching kostet i.d.R. Geld. Ich sehe das jedoch als Investition in mich.

Mein Coach für diesen Fall ist erfahren darin, getroffene Entscheidungen zu hinterfragen. Sie hat mir viele Fragen gestellt. Manche fühlten sich etwas seltsam und unangenehm an, weil es ein sehr intimes Thema ist. Ich nahm es als ein gutes Zeichen dafür, dass ich mit mir selbst intensiv in Kontakt gebracht wurde.

Ich hatte mit meinem Mann auch einen gemeinsamen Termin. All ihre Fragen führten bei uns zu mehr Bewusstsein. Am Ende stand meine Entscheidung auf einem ganz stabilen Fundament.

Da ich bereits eine Entscheidungstendenz hatte, hat es sich für mich gelohnt, diese Entscheidung von einer neutralen Person hinterfragen zu lassen.

Wichtig ist mir bei Coaches, dass diese Menschen professionell arbeiteten, emotional gefestigt sind und die eigenen Emotionen zu dem Thema von meinen trennen können.

Ich achte dabei immer auf die Ausbildung und vertraue meinem Gefühl, wenn ich diese Person zum ersten Mal kennenlerne, um eine Zusammenarbeit in Erwägung zu ziehen.

Im besten Fall haben diese Menschen selbst Erfahrungen mit dem entsprechenden Thema.

(Telefon-)Seelsorge

Ich habe eine liebe Kollegin bei der Telefonseelsorge. Hier hätte ich auf jeden Fall auch Unterstützung in meiner schwierigen Lebenssituation gefunden. Bei der Telefonseelsorge hätte ich sogar rund um die Uhr und anonym anrufen können. Meine Kollegin sagte mir, wie gezielt man mir in dem Fall hätte helfen können, wäre davon abhängig gewesen, wen ich am anderen Ende der Leitung erwischt hätte. Das hätte ein Mann oder eine Frau sein können, mehr oder weniger bewandert auf diesem speziellen Thema.

In jedem Fall hätten sie mir zugehört, wenn ich einfach hätte reden wollen.

Im besten Fall hätte ich konkrete Hilfe und erste Beratung bekommen.

Bei der religiösen Seelsorge ist die Qualität der Beratung ebenfalls personenabhängig. Von „erzkatholisch überzeugt" bis hin zu „offener Weltanschauung und freier Meinung" könnte wohl alles dabei sein.

Ich wurde immer sehr konkret in diesem Fall:

Wenn bei den Beratungen immer nur das Leben von Loreley betrachtet wurde, dann war das nur die Hälfte vom Mutterkuchen. Die andere Hälfte war mein Leben. Ich bin die Mutter.

Dies war für mich sehr elementar, denn die bevorstehende Entscheidung hatte eine Auswirkung auf mein weiteres Leben. Bei manchen Beratungsgesprächen wurde das entweder vergessen oder es wurde angenommen, dass ich die Konsequenzen kannte. Das war jedoch nicht immer der Fall und vieles erfuhr ich nur durch gezieltes Nachfragen.

Ich konnte mir in meinem Kopf ganz viel überlegen. Doch ich konnte es nicht wissen. Ich war noch nie in der Situation gewesen.

Da gab es so viel Spielraum. Da gab es das, was war. Es gab das, was vielleicht geschehen könnte, und dann war da noch das, was ich mir wünschte, dass es geschehen würde. Es führte zu Gedankenkreiseln, die nicht enden wollten.

Um diese Kreisel zu stoppen und mehr Klarheit zu bekommen, stellte ich immer diese Fragen:

- ✓ Was bedeutet das im Alltag für mich?
- ✓ Was bedeutet es für mein Kind?
- ✓ Was bedeutet es für unser gemeinsames Leben?
- ✓ Welche Wege und Optionen gibt es?

Daraus wurde dieses Schema: **Mein Kind würde THEMA A haben und das würde für mich THEMA B bedeuten.**

<u>Hier 2 Beispiele:</u> Mein Kind würde eine „Blasen-Darm-Entleerungsstörung" haben. Das würde für mich bedeuten, jeden Tag eine Darmspülung zu machen und mehrmals einen Katheter zu legen.

Mein Kind würde nach der Geburt einen Wasserkopf entwickeln und würde ein Shuntsystem eingesetzt bekommen. Für mich würde das bedeuten, dass ich Loreley immer überwachen muss, vor allem bei Kopfschmerzen und Erbrechen, weil das die Anzeichen für Unterdruck sein können.

Mit diesem Vorgehen konnte ich die sachliche Lage erfassen.
Emotional habe ich es mir zusätzlich angesehen. Ich habe sehr viel geweint.

Vielleicht vermisst du in diesem Kapitel meinen Mann, die Familie, Freunde und Bekannte. Natürlich haben mein Mann und ich uns das Thema auch gemeinsam angesehen und Informationen ausgewertet. Die Entscheidung hat schließlich einen Einfluss auf unser Leben und auf die Kinder, die ebenfalls mit uns leben.
Bei uns waren die ehrlichen Gespräche sehr hilfreich und haben für Harmonie und Verbundenheit gesorgt. Wir sind durch den Prozess innerhalb unserer Partnerschaft gestärkt worden.
Auch Freunde und Bekannte konnten uns verstehen. Doch das ist keine Selbstverständlichkeit.

In der Familie und im Bekanntenkreis hätte auch jede Menge Konfliktpotenzial liegen können – in dem Moment und für die Zukunft.

Entscheidungskonflikte können durch mangelnde Informationen entstehen. Sie können jedoch auch aufgrund unterschiedlicher Werte und Bedürfnisse entstehen.

Ich weiß: **Entscheidungen lassen sich leichter treffen, wenn ich meine Werte und Bedürfnisse sortiert habe.**

Wie ich das gemacht habe, zeige ich im weiteren Verlauf.

Wenn du möchtest, dann sieh dir die folgenden Fragen an und schreibe dir die Antworten auf:

- ✓ Wie geht es dir jetzt gerade?
- ✓ Brauchst du Hilfe?
- ✓ Willst du dir helfen lassen?
- ✓ Wer könnte jetzt gerade besonders hilfreich für dich sein?
- ✓ Möchtest du neutrale Unterstützung nutzen?
- ✓ Welche Termine kannst du machen?

Entscheidungskonflikte: Von klaren Regeln zur emotionalen Zerrissenheit

Schwangerschaftsabbruch.

Eine Entscheidung, die vor der Schwangerschaft getroffen wurde.

Gemeinsam.

Schwangerschaftsabbruch.

Das war der Deal.

Rational.

100-prozentige Standfestigkeit. Da gab es nichts dran zu rütteln.

Und jetzt?

Jetzt ist es hochemotional.

Jetzt fange ich von vorne an.

Als würde die Absprache nicht mehr gelten.

Sie ist meine Tochter.

Ich will entscheiden.

Vielleicht geht es ja irgendwie.

Totale Blockade.

Alles von vorne überdenken.

Es gibt nur schwarz oder weiß.

A oder B.

Abbruch oder Weitertragen.

Kann die Natur das nicht wieder regeln?!

Wir sitzen auf der Couch.

Er auf seiner und ich auf meiner.

Kein Fernsehen. Kein Buch. Kein Handy.

Stille.

Und wir.

Wir sprechen über unsere Regeln.

„Wir haben gesagt, wenn das Kind behindert ist, dann werden wir es nicht bekommen."

Ich merke seine Unruhe.

Seine Stimme zittert. Er ist aufgeregt.

Das macht mich nervös.

Ja, wir haben vorher gesagt, dass wir kein krankes Baby bekommen. Von außen betrachtet ist das auch ganz leicht. Aber jetzt sind wir mittendrin.

Damals hatte ich noch nicht das Gefühl, wie es ist, Mutter zu sein, verbunden zu sein.

Da sind meine Gefühle. Ich bin mittendrin und immer wenn sie mich tritt, tritt sie in mein Herz und macht es noch schwerer.

„Behindert ist nicht gleich behindert. Das müssen wir neu besprechen."

Er stimmt mir zu.

Nicht zum Affen machen - Blind. Taub. Stumm.

Wir sprechen über die unterschiedlichsten Krankheiten.

Was könnten wir uns vorstellen?

Erst er, dann ich.

Dann wir.

Es geht nur gemeinsam.

Durch ein ruhiges Gespräch nähern wir uns an.

Spina bifida ist dran.

„Ich will das Kind nicht bekommen, weil …“

Er hat seine Gründe und erklärt sie mir.

Einmal mehr bin ich dankbar um unsere Offizier-Ausbildungen. Emotionen kontrollieren. Sachstand herstellen.

Ruhige und sachliche Kommunikation – dann, wenn es sein muss.

Ich kann ihn verstehen.

„Und ich kann es nicht. Wenn, dann wäre mein Leben zu Ende.“

Er will nicht und ich kann nicht.

Wir schauen uns an.

Die Entscheidung ist getroffen: Schwangerschaftsabbruch.

Rational ist es das Beste. Doch die Entscheidung bringt neue Herausforderungen mit sich, denn es fühlt sich nicht gut an.

Und dann stellt er mir eine Frage: „Wenn du könntest, würdest du es dann wollen?“

Er bringt mich in Kontakt mit mir selbst.

Jetzt wird mir klar, weshalb ich mich nicht gut fühle.

Das eigentliche Konfliktpotenzial wird mir bewusst.

Es ist in mir.

Dieses Kapitel ist das wichtigste Kapitel meines Lebens. Das war es im Entscheidungsprozess und das ist es auch danach.

Ich machte mir noch einmal bewusst: Alle haben eine Meinung zu den Themen Schwangerschaftsabbruch, Schwangerschaft austragen und dem Leben mit einem Kind mit Behinderung. Dies gilt umso mehr, wenn Menschen gar nicht betroffen sind.

Bei unterschiedlichen Meinungen kann es zu Meinungsverschiedenheiten kommen. Das ist jedoch noch lange kein Konflikt.

Eine *Meinungsverschiedenheit* ist normalerweise eine friedliche Debatte, bei der unterschiedliche Werte sichtbar und Informationen ausgetauscht werden.

Ich diskutiere.

Ich argumentiere.

Ich respektiere.

Die Meinung des anderen hat keinen Einfluss auf mein eigenes Leben, führt jedoch im besten Fall dazu, dass ich meine eigene Meinung überdenken kann.

Bei *Konflikten* sieht es anders aus. Sie entstehen, wenn meine Denkweise, Vorstellung, Gefühle, Wünsche oder Handlungen von denen meines Gegenübers abweichen. Zusätzlich beeinträchtigen sie die Ziele und Interessen des anderen oder verhindern sie sogar.

Das Resultat: verbale oder sogar körperliche Auseinandersetzungen.

Auseinander – setzung – Trennung ist auf ganz unterschiedliche Art und Weisen möglich.

Zack! Da ist sie.

Die Konfrontation, die das Potenzial für den persönlichen Reifeprozess und die Veränderung mitbringt.

Persönliche Entwicklung und Veränderung bedeutet Entscheidungen treffen.

Entscheidungen treffen bedeutet Trennung.

Trennung bedeutet Schmerz.

Da ich das weiß, weiß ich, dass Trauer dazugehört.

Ich hatte mir meine Liste mit Vor- und Nachteilen pro Option erstellt. Dadurch war mir bewusst, was meine Entscheidung mit hoher Wahrscheinlichkeit für mein Leben bedeuten würde. Auf diese Weise hatte ich die für mich wichtigen sachlichen Faktoren berücksichtigt.

Ich wollte *meine* Entscheidung treffen und mich nicht der Meinung anderer unterordnen.

Ein Schweigen und/oder Unterordnen bedeutet für mich: Ich fürchte mich vor den Konsequenzen, wenn ich zu meiner eigenen Entscheidung stehe.

Es könnte zu weiteren Konflikten kommen, die meine Beziehung belasten – mit der Folge, dass ich Angst habe. Angst davor, dass mich der andere zukünftig nicht mehr liebt und mich vielleicht verlässt.

Ich stellte mir vor, dass meine Entscheidung von seiner abweicht. Ich fühle Angst. Sie ist in diesem Fall nicht nur ein Gefühl, sondern auch eine Emotion, die ihre Berechtigung hat – unabhängig davon, ob meine Angst begründet ist oder nicht. Sie gehört zu den 7 Grundemotionen. Die anderen sind: Wut, Ekel, Freude, Traurigkeit, Überraschung, Verachtung. Sie sind in meinem Unterbewusstsein verankert.

Mein Unterbewusstsein steuert auch alle anderen lebensnotwendigen Körperprozesse, wie zum Beispiel die Atmung oder Bewegung.

Ich muss atmen, um zu leben.

Ich muss mich bewegen, um zu überleben.

Ich muss fühlen, um zu überleben.

Das läuft automatisch ab.

Grundsätzlich sind Gefühle niemals gut oder schlecht. Gefühle sind einfach da. Doch sie unterliegen meiner Bewertung. Erst ich gebe ihnen ihre Bedeutung. Ich bewerte, ob sie gut oder schlecht sind. Meine Gefühle resultieren auch aus gemachten Erfahrungen der Vergangenheit.

Wenn ich bewusst fühle, kann ich auch bewusst entscheiden und bewusst leben.

Wir halten fest: Angst gehört zum Basisprogramm des Menschen und ist durch die Natur mitgeliefert. In der Grundausstattung bei der Geburt sozusagen inklusive. Es ist unmöglich, sie zu unterdrücken. Emotionen haben eine Aufgabe. Angst soll schützen. Angst hat also eine Daseins-Berechtigung.

Angst sorgte früher für Sicherheit, weil sich der Mensch dem Klan angepasst hat, in der Höhle bleiben durfte und deshalb nicht vom Säbelzahntiger zum Frühstück vernascht wurde. Anpassung war früher eine kluge Entscheidung und ist es auch heute noch. Allerdings nicht in jeder Situation.

In dieser Ausnahmesituation sorgte dieser biologische Schutz bei mir für Unsicherheit. Wenn ich mich anpassen würde, würde ich ein Stück von mir vergessen. Im schlimmsten Fall würde mich meine Angst lähmen. Ich könnte dann keine bewusste Entscheidung treffen. Angst und Unsicherheit sind in dieser Situation für mich nicht angebracht.

Mir will diese Angst mitteilen: „Bereite dich gut vor."

Ich machte mir bewusst: Ich lebe nicht in der Steinzeit. Es gibt keine Säbelzahntiger. Selbst wenn ich aus unserem Haus fliegen würde, gäbe es Lösungen für meine Situation und Hilfsangebote, auf die ich bei Bedarf zurückgreifen könnte. Im Internet gibt es Lösungen.

Neben meiner Familie könnte auch eine religiöse Erziehung zu einem Entscheidungskonflikt führen. Ich stelle mir vor, ich wäre streng katholisch erzogen worden. Das, was ich jahrelang als richtig angesehen hätte, würde jetzt mein Wertesystem torpedieren.

Wenn ich die Kirche oder die Gesellschaft in mein Denken mit einbeziehe, dann sind das auch wieder einzelne Menschen mit unterschiedlichen Werten, Wünschen und Zielen. Viele Unbekannte. Sie sind viel weiter von mir entfernt als die Menschen in meinem unmittelbaren Umfeld. Doch auch diese allgemeine Meinung spielt eine Rolle für meine Entscheidung.

Ich erkannte, es geht nicht nur um die partnerschaftliche Beziehung. Es geht um jede Beziehung zu den Menschen in meinem Umfeld und jetzt kommt's – **die Beziehung zu mir selbst.**

Wieder erinnerte ich mich: Nur ich allein werde mit den Konsequenzen meiner Entscheidung weiterleben. Andere können mich verlassen und ich kann sie verlassen – unabhängig von meiner schweren Entscheidung.

Wer jedoch immer bei mir ist, bin ich. Ich kann mich nicht verlassen.

Ich, mit meinen Werten, Wünschen und Zielen, bin immer in meinem Leben.

Das hatte ich mal vergessen. Damals landete ich in der Depression.

Sollte ich davor Angst haben?

Auf jeden Fall! Zumindest immer dann, wenn ich keine bewusste Entscheidung treffe. Früher oder später könnten Zweifel kommen und mit ihnen die Reue.

Ich kann mich nicht verlassen, mir jedoch zukünftig Vorwürfe machen. Spätestens dann würde ich beginnen, meine Entscheidung zu hinterfragen. Und da ich das weiß, dass es so kommen könnte, konnte ich auch meine Beziehungen und meine Entscheidung hinterfragen, solange ich das Ergebnis noch beeinflussen konnte.

Der Hintergrund ist folgender: Ich treffe die Entscheidung für mich und dafür musste ich stark sein. Meine Entscheidung harmonierte möglicherweise nicht mit meinem Umfeld. An diesem Punkt konnte es passieren, dass ich mit weiteren Themen konfrontiert werden würde, die mich bei meiner Entscheidung hätten ins Wanken bringen können. Hierzu gehören auch Beziehungskonflikte innerhalb meiner Partnerschaft.

Äußere Konflikte führen zu inneren Konflikten.

Wenn ich zu meiner Entscheidung nicht stehen oder keine Entscheidung treffen könnte, dann liegt dies an meinem inneren Konflikt.

Ich erinnerte mich: **Entscheidungskonflikte können durch mangelnde Informationen entstehen oder durch unterschiedliche Ziele, Werte und Bedürfnisse.**

Also dröselte ich meine Werte und Bedürfnisse auseinander.

Ich lade dich zu einer Reflexion ein:

- ✓ Nimmst du jetzt gerade in deinem Umfeld schon Konflikte wahr?
- ✓ Gibt es mögliche Konflikte, vor denen du Angst hast, wenn du deine Entscheidung kommunizierst?
- ✓ Liste die Menschen in deinem Umfeld auf, die dir wichtig sind und die du befürchtest zu verlieren, wenn du allein eine Entscheidung triffst oder zu deiner Entscheidung stehst.
- ✓ Liste die Menschen in deinem Leben auf, von denen du sicher bist, dass sie dich unterstützen, wenn du allein deine Entscheidung triffst oder zu deiner Entscheidung stehst.

<u>Frage dich bei jeder Person:</u>

- ✓ Wie stabil ist diese Beziehung?
- ✓ Wie ehrlich ist die Liebe in der Beziehung?
- ✓ Was begründet deine Angstgedanken, wenn dir bewusst ist, dass du nicht in der Steinzeit lebst?
- ✓ Was wären deine besten Antworten auf jeden Angstgedanken?

Mein Hinweis und meine Bitte an dich: Sei bitte nicht hart zu mir.

Dieses Kapitel ist meiner Ausbildung als Offizier und dem daraus resultierenden Worst-Case-Denken in Krisensituationen geschuldet.

Nur weil ich diese Fragen stelle, heißt es nicht, dass die Antworten schwierig sind.

Es ging in diesem Kapitel nicht nur um meine partnerschaftliche Beziehung, sondern auch um die Beziehung zu Familienmitgliedern, Freunden, Bekannten und Kollegen. Ich dachte über meine Partnerschaft hinaus.

Möglicherweise wühlt dich dieses Kapitel zusätzlich sehr auf. Benenne die Emotion und sei dir versichert – ich komme in friedlicher Absicht. Ich war da, wo du jetzt bist.

Bitte verstehe meine Fragen nicht als Angriff oder gar Unterstellung. Stelle dir vor, dass ein anderer Mensch für meine Fragen sehr dankbar ist, weil ich ihm die Augen öffne und er jetzt in der Lage ist, eine für sich passende Entscheidung zu treffen.

Es ist nicht alles rosarot und genauso wenig ist alles kurz vor dem Zusammenbruch. Menschen und Beziehungen sind ganz individuell.

Wenn du einen starken Partner oder eine starke Partnerin an deiner Seite hast, dann freue ich mich von Herzen für dich. Du hast einen Punkt für deine Dankbarkeitsliste gefunden.

Grundlage für Entscheidungskonflikte: Werte und Bedürfnisse

Ich kann nicht.

Ich kann Loreley nicht bekommen, weil ich dann wieder depressiv werde.

So argumentiere ich meine Entscheidung zunächst im Außen.

Ohne seine Frage wäre es viel leichter.

„Wenn du könntest, würdest du es dann wollen?"

Wenn ich keine Depressionen hätte, würde ich Loreley dann bekommen wollen?

Ich arbeite mich daran ab.

Ich fühle mich nicht gut.

Ich sortiere mich.

Mache eine Liste, was mir wirklich wichtig im Leben ist.

Freiheit.

Liebe.

Gesundheit.

Danach habe ich die Lösung: Selbst wenn ich es könnte, ich will nicht.

Ich habe die Erkenntnis: ***Entscheidungen sind immer egoistisch.***

Werte und Bedürfnisse

Jetzt kommen wir an den Kern des Themas. Um wirklich *meine* beste Entscheidung treffen zu können, durfte ich mir erneut meiner Werte und Bedürfnisse bewusst sein.

Werte und Bedürfnisse sind für mich nicht das Gleiche.

Bedürfnisse sind die Basis. Sie müssen erfüllt werden, damit ich mich emotional und körperlich sicher und gut fühle. Nehmen wir Hunger. Ich habe nicht immer Hunger. Doch wenn ich ihn habe, dann will ich dieses Bedürfnis erfüllen und hole mir etwas zu essen.

Sind meine Bedürfnisse erfüllt, habe ich ein „gutes Gefühl“. Sind sie nicht erfüllt, habe ich ein „schlechtes Gefühl“.

Werte sind von besonderer Bedeutung und stellen dar, was mir im Leben wirklich wichtig ist. Meine Werte machen mich als Mensch aus. Einer meiner Kernwerte ist Ehrlichkeit. Wenn mich eine Freundin belügt, dann ist mein Wertegerüst erschüttert. Im schlechtesten Fall will ich nichts mehr mit ihr zu tun haben, weil eine Vertrauensbasis nicht wiederhergestellt werden kann.

Meine Persönlichkeit setzt sich aus Werten zusammen und diese Werte will ich beschützen.

Wir Menschen sehen nicht nur optisch verschieden aus, lieben verschiedene Geschlechter und glauben unterschiedliche Dinge. Diversität und Vielfalt geht viel tiefer, denn wir haben auch verschiedene Werte in unserer Persönlichkeit verankert. Oder haben wir die gleichen Werte, die wir nur unterschiedliche gewichten und leben?

Durch meine Depression habe ich gelernt: **Wenn ich lange Zeit unzufrieden bin, dann hängt das damit zusammen, dass ich ein Leben führe, das nicht in Harmonie mit meinen Werten ist.**

Damit ich kurzfristig mit meiner Entscheidung zufrieden bin, sind meine Bedürfnisse wichtig.

Damit ich langfristig mit meiner Entscheidung zufrieden bin, sind meine Werte wichtig.

Es war daher sehr wichtig, mich mit meinen Bedürfnissen und Werten zu beschäftigen.

<u>Meine Erklärung:</u>

Um meine Existenz als Mensch zu sichern, habe ich Grundbedürfnisse wie Bewegung, Nahrung, Sex, Gesundheit, Schlaf und Sicherheitsbedürfnisse wie Geborgenheit/Schutz, Ehrlichkeit, Vertrauen, Ordnung und Struktur.

Ich habe außerdem das Bedürfnis nach Gemeinschaft, weil ich ein soziales Wesen bin. Mir sind Freundschaft, Selbstbestimmung, Achtsamkeit, Anerkennung geben, Kontakt zu anderen, Liebe, Zugehörigkeit, Gerechtigkeit, Zusammenarbeit, Respekt, Toleranz und Wertschätzung wichtig. Gleichzeitig bin ich aber auch ein Individuum und habe ganz egoistische Bedürfnisse. Ich will frei sein, anerkannt werden oder manchmal will ich Macht und Status haben. Das ist okay.

Ich habe auch das Bedürfnis nach Entwicklung und will meine Selbstverwirklichung ausleben, einen Beitrag für die Gemeinschaft leisten, meine Spiritualität ausleben, mich weiterbilden und Erfolg haben.

Außerdem ist mir der Sinn im Leben wichtig und ich habe für mich ein Lebensziel definiert, das ich erreichen möchte. Dazu gehört auch, eine Familie mit Kindern zu haben. Gleichzeitig will ich auch in Harmonie und Frieden mit anderen leben.

Ich brachte mir da erst mal Struktur rein. Struktur sorgt bei mir für Ordnung und ermöglicht mir Kontrolle. Für mich ist Sicherheit die Folge.

Ich kann daran auch immer erkennen, was mir wirklich wichtig ist.

Um mehr Klarheit zu bekommen, wenn ich eine wirklich wichtige Entscheidung treffen will, mache ich diese Übung.

Erst mache ich mir eine Tabelle mit 2 Spalten.

In Spalte 1 schreibe ich alle Begriffe, die ich brauche, um mich emotional und körperlich sicher zu fühlen.

In Spalte 2 schreibe ich alle Begriffe, die mir grundsätzlich im Leben wichtig sind.

<u>Beispiele:</u> Sicherheit, Bewegung, Nahrung, Sex, Gesundheit, Schlaf, Geborgenheit/Schutz, Ehrlichkeit, Vertrauen, Ordnung und Struktur, Gemeinschaft, Freundschaft, Selbstbestimmung, Achtsamkeit, Anerkennung geben, Kontakt zu anderen, Liebe, Zugehörigkeit, Gerechtigkeit, Zusammenarbeit,

Respekt, Toleranz, Wertschätzung, Macht, Status, Freiheit, Anerkennung bekommen, Religion/Spiritualität leben, Erfolg, Weiterbildung, Familie, Harmonie, Frieden …

Falls du das für dich mal ausprobieren möchtest: Eine ausführliche Wertetabelle findest du im Bonuskapitel weiter hinten.

Damit wird es vielleicht etwas klarer.

Dann schreibe ich mir die Wörter aus Spalte 2 auf einzelne Zettel und lege sie vor mir aus. Je wichtiger mir der jeweilige Wert in meinem Leben ist, desto weiter oben liegt der Zettel.

Als ich die Übung das erste Mal gemacht habe, überlegte ich mir, ob bzw. wo ich meine Werte in meinem Leben wiederfinden konnte.

<u>Einige Beispiele aus meinem Leben:</u>

Mir ist Macht wichtig, deshalb wurde ich Offizier.

Mir war Gerechtigkeit wichtig, deshalb schrieb ich dem Wehrbeauftragten.

Mir war Loyalität wichtig, deshalb sagte ich immer wieder, was mir nicht passte.

Mir war Freiheit wichtig, deshalb musste ich kündigen.

Die Liste könnte ich ewig fortsetzen.

Im Innen habe ich Werte, die mir gleich stark wichtig sind und die nicht zueinander passen. Ich will Freiheit in der Entscheidung, gleichzeitig will ich Sicherheit in meiner Beziehung. Das machte es schwierig.

Dazu kommen die anderen Menschen. Sie haben auch ihre Werte und Bedürfnisse und diese kollidieren vielleicht mit meinen Werten und Bedürfnissen.

<u>Beispiele:</u> Mein Partner hatte das Bedürfnis, sich um mich zu kümmern. Ich hatte das Bedürfnis nach Abstand und Ruhe, um mit der Situation umzugehen.

Ich brauchte intensive Gespräche mit ihm, um mich sicher und geliebt zu fühlen. Er wollte über seine Gefühle nicht in der Tiefe sprechen.

Mir hilft der Gedanke, dass ich

1. immer die Macht habe, wenn ich die Freiheit der Entscheidung wahrnehme und
2. niemals die Gewissheit habe, dass alles so bleibt, wie es gerade ist.

„Sicher ist, dass nichts sicher ist", wurde mir in meiner Ausbildung immer wieder gesagt. Daran glaube ich. Also stehen für mich in der Wertehierarchie die Werte Freiheit und die Macht der Entscheidung über dem Wert der Sicherheit.

Ich weiß, das ist nicht einfach und nicht auf die Schnelle gemacht. Deshalb war ich das erste Mal sehr dankbar für meine

Depression. Sie hatte dafür gesorgt, dass ich mich bereits ausgiebig mit meinen Werten und Bedürfnissen beschäftigen durfte.

Ich konnte einmal mehr erkennen, weshalb ich in meiner Situation mit inneren Konflikten zu tun hatte: Offenbar war mir die Reihenfolge einiger Werte in Bezug auf die aktuelle Situation und wie ich diese Werte in diesem Fall leben wollte, nicht ganz klar.

Liebe war früher ebenfalls ein schwieriges Thema. An diesen Fragen hatte ich mich bereits abgearbeitet. Sie waren mir auch dieses Mal eine gute Hilfe.

Was bedeutet Liebe für mich?

Wie lebe ich Liebe?

Wie will ich geliebt werden?

Als ich mich vor Jahren das erste Mal mit diesen Fragen beschäftigt habe, war ich überfordert.

Dieses Mal hat mir folgende Übung geholfen:

Mir ist der Wert XY wichtig, deshalb passt langfristig die Option A / Option B.

<u>Einige Beispiele:</u> Mir ist der Wert Gesundheit (physisch und psychisch) wichtig, deshalb passt bei mir langfristig die Option „Schwangerschaftsabbruch“.

Mir ist der Wert Liebe wichtig, deshalb passt bei mir „Schwangerschaft austragen“.

Mir ist der Wert Macht wichtig, deshalb entscheide ich und ich wähle Option …

Mir ist der Wert Liebe wichtig und weil ich mich selbst liebe, wähle ich Option …

Meine Entscheidung wurde nicht nur von Fakten, sondern von jeder Menge Wahrscheinlichkeiten beeinflusst.

Die wichtigste und verlässlichste Basis für meine Entscheidung waren meine Werte und Bedürfnisse. Das ist auch richtig so. Sie sind wichtig. Sie sind einzigartig. So wie ich. Für mich waren *meine* Werte die stabilste Grundlage für *meine* beste Entscheidung.

Und ja – es war eine egoistische Entscheidung.

Eine Entscheidung aus Liebe.

Selbstliebe.

Wie soll diese Entscheidung auch sonst sein?

Keine Option war leicht. Keine war schön.

Also konnte ich auch das entscheiden, was allein mir wichtig war.

Weil ich genau das tat, konnte ich am Ende entschieden sagen: *Ich will das Kind nicht bekommen und breche die Schwangerschaft ab.*

Hätte ich andere Werte oder würde ich meine Werte anders leben wollen, dann hätte ich anders entscheiden können.

Am Ende hätte ich dann entschieden gesagt: *Ich will dieses Kind bekommen und setze die Schwangerschaft fort.*

Ich wurde gefragt: *„Marion, was ist, wenn die Medizin in 5 Jahren eine Möglichkeit gefunden hat und Spina bifida komplett heilen kann?"*

Meine Antwort: *Auch dann würde ich meine Entscheidung nicht bereuen, denn zum heutigen Zeitpunkt unter Berücksichtigung aller mir zur Verfügung stehenden Informationen und basierend auf meinem <u>heutigen</u> Wertesystem ist es die richtige Entscheidung.*

Der Satz gilt auch für jeden Rückblick in die Vergangenheit.

Mit diesem Satz ist niemals Reue, sondern immer Vergebung und persönliche Weiterentwicklung möglich.

Anders gesagt: Ich traf eine schwere Entscheidung.

Ich nutzte alle Informationen, die mir zur Verfügung standen.

Ich prüfte meine Emotionen, meine Gefühle, meine Werte, meine Bedürfnisse, meine Vorstellung von der Zukunft.

Ich lebe mit den Ungewissheiten der Wahrscheinlichkeiten. Doch alles, was ich hatte, betrachtete ich in dem Moment bewusst. Mehr ging nicht.

Ich hatte gut überlegt.

Ich hatte entschieden.

Es war und ist egoistisch.

Es war und ist Liebe.

Es war und ist okay.

Wenn du kannst, dann probiere die Übung aus.

Wenn du kannst, triff *deine* Entscheidung – so oder so wird sie lebensverändernd sein.

Wenn du kannst, stelle dich vor den Spiegel, sieh dir in die Augen und sprich den Satz:

Unter Berücksichtigung aller mir zur Verfügung stehenden Informationen und basierend auf meinem <u>heutigen</u> Wertesystem habe ich entschieden, die Schwangerschaft: abzubrechen/weiterzuführen.

Innen wie außen, außen wie innen: Das Spiegelgesetz über Ordnung und Struktur

<u>Außen:</u>

Ich habe alle Termine gemacht.

Ich habe mir alle Informationen zusammengesammelt.

Ich brauche meinen Partner.

<u>Innen:</u>

Ich habe alle Informationen verarbeitet.

Ich habe sie ausgewertet.

Ich fühle mich und meine Gefühle.

Ich verarbeite sie. Stück für Stück. Tag für Tag.

Ich brauche Zeit für mich.

Um all das zu können, brauche ich Ordnung und Struktur.

Das macht es leichter für mich.

„Ordnung ist das halbe Leben", höre ich die Stimme meines Vaters.

„Ja und?! Die andere Hälfte verbringe ich eben mit Suchen!", war meine Ergänzung des Satzes, als ich pubertäre Teenagerin war.

Früher.

Früher war meine Welt in Ordnung.

Und jetzt?

Weniger ist mehr – lautet meine Devise heute.

Ewig suchen verschwendet Energie.

Schnelles Finden dagegen ist ein Geschenk – sowohl im Innen als auch im Außen.

Meine Welt war durcheinander.

Einfach nicht mehr in Ordnung.

In meinen 4 Wänden sah es anders aus.

Mein Motto lautete schon immer: **Wenn ich aufräume, dann kann ich es auch gleich richtig machen, denn hier liegt einer der Schlüssel zur inneren Ordnung.**

Früher hätte ich an dieser Stelle gesagt: *„Ganz ehrlich – das ist doch jetzt auch scheißegal ...!“*

Heute weiß ich: Für manche Menschen mag das zutreffen, für andere jedoch nicht.

Ich fokussierte mich auch dieses Mal auf das, was im Moment wirklich wichtig war.

Es gibt das sogenannte Spiegelgesetz.

Das Prinzip ist ganz einfach**: Innen wie außen und außen wie innen.**

Ich glaube daran, dass meine äußere Realität meine Innenwelt spiegelt. Das lässt sich auf unterschiedliche Weise erläutern. Ich beschränke mich an dieser Stelle auf die innere und äußere Ordnung und den Einfluss darauf, eine Entscheidung zu treffen.

Innen und außen können sich sowohl positiv als auch negativ beeinflussen.

Aufräumen hat mir schon während meiner Lernzeit in der Schule und später bei meinem Studium an der Uni sehr geholfen. Vor den Klausuren war mein Zimmer sauber und aufgeräumt. Eine interessante Prokrastination. Am Ende lagen auf dem Schreibtisch nur noch die wichtigen Bücher und Notizen.

Bei genauer Betrachtung habe ich in dieser Zeit parallel meine Innenwelt sortiert.

Wie viel Lernzeit habe ich?

Was ist der nächste Schritt?

Was werde ich als Erstes lernen?

Wie sieht der nächste Lerntag aus?

Wann lege ich eine Pause ein?

Wann gehe ich duschen, essen, schlafen?

So entstand meine innere Struktur durch das Schaffen der äußeren Ordnung.

Eine sehr positive Kombination.

Ich kenne jedoch auch die negative wechselseitige Beeinflussung.

Das war die Zeit, als das Chaos mein Leben regierte.

Außen wie innen.

Es war meine depressive Zeit.

Ich kaufte Sachen.

Viele Sachen.

Noch ein Paar Schuhe.

Noch einen Pulli.

Oh, eine schöne Kommode.

Lebensmittel im Überfluss, die ich regelmäßig im Müll entsorgte, weil sie verdorben waren.

Kurz gesagt: Das Chaos türmte sich in meinen vier Wänden.

Wie im Außen, so im Innen.

Meine Gedanken waren wie gammeliges Obst.

Mein Innenleben schimmelte vor sich hin.

Meine Probleme häuften sich, wie die Klamotten auf dem Stuhl im Schlafzimmer.

Bis die Panik mich nachts irgendwann ersticken wollte.

Um aus der Depression herauszukommen, hat mir das Aufräumen ebenfalls geholfen.

Da war sie wieder, die positive Wechselwirkung.

Bei völliger Stille im Außen lauschte ich in mich hinein.

Laut war es.

Während ich im Außen meine Sachen sortierte, beobachtete ich meine Gefühle im Innen.

Was war an diesem Teil so wichtig?

Warum hatte ich mir das noch mal gekauft?

War das ein Frustkauf?

Brauche ich das oder war es nur eine Ersatzbefriedigung mit kurzfristigen Glücksgefühlen?

Ich durchfühlte die Gefühle und konnte Stück für Stück loslassen.

Das war heilsam.

Mit der Struktur und Ordnung im Außen kam die Klarheit im Innen.

Der positive Nebeneffekt: Ich habe jeden Tag das Bett und die Couch verlassen. Abends habe ich mir ein Entspannungsbad als Belohnung gegönnt.

Mit der Zeit wurde ich wieder entscheidungsfreudiger, weil ich für mich sortierte, wo es langfristig hingehen sollte.

Auch dieses Mal hat mich dieser Prozess aus meiner Schockstarre gelöst.

Jeden Tag aufstehen, etwas tun und somit einen weiteren wichtigen Schritt gehen, um mein Ziel zu erreichen.

Abgesehen davon, fühlte ich mich in meiner Haut nicht wohl und wollte dafür sorgen, dass mich wenigstens mein Umfeld trägt. Es standen beispielsweise frische Blumen auf dem Tisch, die Betten waren gemacht und abends nahm ich hin und wieder ein Vollbad, um mich zu entspannen. Ich ließ es nicht zu, dass sich Chaos einschleichen konnte.

Diesen Bereich konnte ich kontrollieren.

Das war Außen.

Kommen wir zum Innen.

Für mich gehört seit meiner Depression die tägliche Selbstreflexion dazu. Ich kann erkennen, wie meine Gedanken, Gefühle, Entscheidungen und Handlungen in Zusammenhang mit meinen Ergebnissen stehen. Langfristig bekomme ich ein Bild über die Entwicklung in meinem Leben. Ich kann sehen, welchen Weg ich bereits gegangen bin, was ich erfolgreich trainiert habe und wie sich dadurch mein Leben verändert.

Mein Journal

Seit meiner Depression führe ich ein Journal. Es gehört morgens und abends zu meiner Tagesroutine, wie das Zähneputzen.

Ich habe unter anderem jahrelang trainiert, mich auf das Positive des Tages zu fokussieren. Auf das Training folgte der Einsatz im Ernstfall. Von meinem Training bei Sonnenschein profitierte ich in dieser dunklen Sturmsituation.

Morgens sitze ich bei einer Tasse Kaffee mit meinem Journal im Wohnzimmer und beantworte 4 wichtige Fragen:

1. **Was ist heute mein wichtiger Schritt, um meinem Ziel näher zu kommen?**

Ich schreibe die Priorität 1 auf. Diesen Punkt will ich am Abend unbedingt abhaken.

Normalerweise stehen hier Aufgaben wie Blogartikel schreiben, Abrechnungen erledigen, Podcastinterview vorbereiten, etc.

In der Ausnahmesituation stand dort: Schwangerschaftskonfliktberatung anrufen. Einkaufen gehen. Sachen sortieren. Staubsaugen.

Die Prioritäten hatten sich verschoben. Es ging mir vor allem darum, aus dem Bett aufzustehen. Dinge des alltäglichen Lebens zu bewerkstelligen.

Auch wenn es komisch klingt: Zu der Zeit waren genau diese Tätigkeiten die einzige Struktur und ein Anzeichen für Normalität. Ich war in der Lage, am Alltag teilzunehmen, wie andere Menschen es mit Leichtigkeit können. An manchen Tagen war es ein richtiger Kraftakt.

2. Was ist die Chance, die mir dieser Tag bringt?

Das kann unterschiedlich sein.

Ein Termin, der neue Erkenntnisse bringt.

Ein Treffen mit einer lieben Person, die für mich da ist.

Eine halbe Stunde nur für mich, um meine Gedanken zu sortieren oder ein Buch zu lesen.

3. Wofür bin ich dankbar?

Gerade in dieser Situation sind die kleinen Dinge die Megahighlights, die das Leben schön machen. Ich erkannte, wie wichtig es für mich ist, dass ich meinen Blick für die „kleinen Dinge“ im Alltag geschult hatte. Sie sind eben nicht selbstverständlich, sondern bereicherten mich in dieser Situation.

Ich war dankbar …

- ✓ … für Menschen, die mir halfen.
- ✓ … für meine Freundin, die mit mir spazieren ging.
- ✓ … dafür, dass ich die Befunde lesen und verstehen konnte.
- ✓ … dafür, dass ich mündig bin und entscheiden kann.
- ✓ … für die Blumen, die ich geschickt bekommen habe.
- ✓ … für den heißen Kaffee, den mein Mann mir am Morgen gebracht hatte.
- ✓ … für die Sonnenstrahlen, die ich auf der Haut fühlte.
- ✓ …

Wenn ich Dankbarkeit fühle, dann fühle ich in genau diesem Moment nichts anderes. Da war kein Raum für Schmerz oder Angst.

Nur pure Dankbarkeit.

4. Was ist mir gestern gut gelungen?

Ich bin gezwungen, noch einmal über den gestrigen Tag nachzudenken.

Am Abend des vorherigen Tages, kurz bevor ich Zähne putze und ins Bett gehe, habe ich ebenfalls in mein Journal geschrieben. So lese ich morgens, welche Momente schön waren. Welche Aufgaben ich gemeistert habe. Vor allem bei einer schweren Gemütslage bin ich gezwungen zu erkennen:

Wenn ich gestern diese Kraft hatte, dann werde ich sie auch heute finden.

Wenn ich gestern schöne Momente erlebt habe, dann kann ich sie auch heute erleben.

Um meine Tagesstimmung für mich messbar zu machen, habe ich diese Frage in mein Leben integriert und beantworte sie am Ende des Tages ganz ehrlich:

Wie habe ich mich heute gefühlt auf einer Skala von 1 bis 10 (1 = schrecklich, 10 = besser geht nicht)?

Ich kann so sehr schnell erkennen, ob es bergauf oder bergab geht. Anschließend kann ich überlegen, welche Maßnahmen zu ergreifen sind, um meinen Gemütszustand zu verändern.

Mir wurde auch bewusst, dass ich in einer anderen Situation mehr Energie am Tag zur Verfügung habe. Manchmal könnte ich sagen: Wow, heute habe ich 120 Prozent gegeben! An dem Tag gleichen 120 Prozent meiner Tagesenergie von 100 Prozent.

Vor allem in der Zeit nach der Diagnose hatte ich keine volle Kraft. Ich war nicht in der Lage, mein von mir gewohntes und sonst übliches Leistungspotenzial abzurufen. Die Situation zehrte an mir.

Gerade dann habe ich mir jeden Tag verdeutlicht, dass 20 Prozent meine 100-Prozent-Leistung des Tages sind. Das war okay. Ich war gut zu mir und verlangte mir nicht mehr ab, als ich in der Lage war zu leisten.

Weniger ist mehr. Langsamer ist schneller.

Mein Journal gab mir eine Tagesstruktur und diese gab mir Sicherheit.

Genauso verhält es sich mit der Ordnung in meiner Umgebung und der Ordnung in mir selbst. Sie gibt mir das Gefühl, die Kontrolle zu haben, und schenkt mir das maximale Gefühl der Sicherheit.

Weder habe ich mir zu hohe Ziele gesteckt, noch habe ich planlos in den Tag hineingelebt.

Ich habe für meine Ordnung und Struktur gesorgt, die ich brauchte.

Stück für Stück habe ich Ordnung im Außen geschaffen, was wiederum zur Chaosbeseitigung im Innen geführt hat.

Neben der ein oder anderen Aufgabe im Haushalt habe ich mich mit diesen drei Themenbereichen beschäftigt:

Babysachen und Schwangerschaftsbekleidung

Beides sorgte dafür, dass ich in Tränen ausbrach.

Ich traf die Entscheidung, dass ich die Babysachen jetzt gerade nicht brauchen konnte. Auch den größten Teil der Schwangerschaftskleidung sammelte ich zusammen. Ich stopfte alles in eine Kiste und brachte sie in den Raum, in dem die Babymöbel gerade eingezogen waren. Die Tür blieb verschlossen.

Mit diesem Themenbereich würde ich mich beschäftigen, wenn die Entscheidung getroffen ist.

Ein Schritt nach dem anderen.

Unterlagen

Die zahlreichen Babyzeitschriften und Ratgeber warf ich in den Müll. Der Anblick von glücklichen Babys und Muttis innerhalb meiner vier Wände war mir unerträglich.

Die Schwangerschaftsapp löschte ich von meinem Handy.

Die dort vorgesehene Schwangerschaft würde ich nicht haben – unabhängig von meiner Entscheidung.

Stattdessen sammelte ich alle wichtigen Unterlagen zusammen.

Da waren die Ultraschallbilder, medizinische Befunde, Infobroschüren, Rezepte und Überweisungen.

Sie alle kamen in einen großen Ordner und lagen präsent auf dem Wohnzimmertisch.

Dieser Ordner hatte Priorität, denn ich wollte eine Entscheidung treffen, brauchte alle Überweisungen und Termine an einem Ort.

Suchen, bis der Arzt kommt, kam für mich nicht infrage.

Das hätte nur Energie gefressen, von der ich ohnehin nicht mehr viel zur Verfügung hatte.

Menschen und Gespräche

Der Umgang mit anderen Menschen kann ebenfalls Energie geben oder entziehen. Sowohl die Qualität und die Quantität der Gespräche als auch die Gesprächsthemen sind entscheidende Faktoren – nicht nur in dieser Situation.

Einseitige Betrachtungen und Bevormundung durch andere Menschen sind ebenfalls wenig hilfreich. Sie minimieren das Sichtfeld.

Ich habe bewusst entschieden, wen ich wie lange sehen, mit wem ich sprechen und welche Nachrichten ich beantworten wollte. All das kostet Kraft und Zeit.

Schweigen aushalten und einfach nur da sein – das sagt manchmal mehr als 1000 Worte. Nur die wenigsten Menschen können so eine Situation aushalten, ohne über sich selbst zu reden.

Wenn ich Klarheit im Innen habe, dann kann ich auch im Außen selbstbestimmt handeln. Wenn ich meine Wünsche, Werte und Bedürfnisse sortiert habe, dann habe ich im Innen eine Klarheit.

Es ist wie das Putzen des Spiegels. Wenn er sauber und klar ist, kann ich eine Entscheidung treffen. Wenn ich im Innen eine klare Entscheidung getroffen habe, dann kann ich nach außen stark agieren.

Dann lebe ich. Echt und wahrhaftig.

Dann bin ich meine eigene Respektsperson. Eine Person, die ihre Wünsche, Ängste und Bedürfnisse ernst nimmt und gut für sich sorgt.

Dann bin ich meine eigene Autorität, die ein selbstbestimmtes, erfülltes und sinnvolles Leben führt.

Schau dich in deinem Umfeld um:

- ✓ Kannst du dir eine Journalroutine vorstellen?
- ✓ Wofür kannst du heute dankbar sein?
- ✓ Was könnte morgen deine Priorität des Tages sein?
- ✓ Was ist dir gestern gut gelungen?
- ✓ Was kannst du in 5 Minuten verändern?
- ✓ Was würde dein äußeres Umfeld verschönern und zu deinem Wohlbefinden beitragen?
- ✓ Sei gut zu dir und überfordere dich nicht. Manchmal sind deine 20 Prozent Leistungsfähigkeit die vollen 100 Prozent, die du an diesem Tag erbringen kannst. Gehe behutsam mit dir und deiner Energie um.

Die Bedeutung des Dialogs: Gefühle und Ängste in der Partnerschaft teilen

Liebe, Sex und Zärtlichkeit.
Wir reden darüber.
Ich rede.
Er hört zu.
Dann redet er.
Ich höre zu.
Wir finden eine gemeinsame Lösung.
Haben einen guten Kontakt.
Zu uns.
Zueinander.
Wir sind ehrlich.

Wir reden über Gefühle.
Ich rede viel.
Er redet wenig.
Er ist an einem anderen Punkt.
Ich werde traurig.
Ich fühle mich ausgeschlossen aus seinem Leben.
Ich sage es ihm.
Meine Gefühle packe ich ihm direkt auf den Tisch.
„Und ich brauche mehr Zeit. Ich mache das anders als du. Aber ich bin für dich da."

Er nimmt mich in den Arm und tröstet mich.

Er ist da.

Er ist immer da.

Auf seine Art.

Damit komme ich klar.

Ich muss es nur einmal hören.

Die Entscheidung nach einem pränatalen Befund ist schwer. Als Mutter treffe ich für mich die Entscheidung. Während ich ganz mit mir beschäftigt war, hatte ich gleichzeitig Gespräche mit meinem Partner und meinem Umfeld.

Auch wenn es manchmal sehr anstrengend war, war es wichtig, dass ich mit meinem Mann den Dialog suchte. Auch andere Menschen waren von der Diagnose betroffen. Sie hatte auch eine Auswirkung auf ihr Leben.

Mir war dabei immer bewusst, dass auch die anderen Menschen den Veränderungsprozess durchlaufen. Für sie ist ebenfalls eine kleine Babywunschwelt zusammengebrochen. Auch sie haben ihre eigenen Werte und Bedürfnisse.

Sie brauchen ihre Zeit zum Verarbeiten. Einige meiner Lieblingsleute hätten sich mit sehr hoher Wahrscheinlichkeit ausgegrenzt oder unverstanden gefühlt, wenn das gemeinsame Gespräch mit mir nicht stattgefunden hätte oder ich mir zu wenig Zeit dafür eingeräumt hätte. Andere wiederum waren froh, dass sie nicht mit mir über das Thema sprechen brauchten.

All das wäre jedoch nicht mein Problem, denn für ihre Gefühle sind sie selbst verantwortlich. Ich konnte nur das tun, was für mich möglich war.

Ich konnte außerdem sehr gut verstehen, warum sich manche Lieblingsmenschen mir gegenüber so anders verhalten haben, als ich es mir gewünscht hätte. Manche zogen sich zurück. Sie waren durch Loreley mit ihrem eigenen Sternenkindtrauma konfrontiert worden. Andere waren sehr unsicher und wussten nicht, wie sie mit der Situation und wie sie mit mir in dieser scheinbar ausweglosen Situation umgehen sollten.

Unabhängig davon, welche verschiedenen Gründe denkbar waren: Mir war bewusst, dass ich dafür keine Verantwortung trug. Gleichzeitig war es für uns alle hilfreich, im weiteren Verlauf darüber zu sprechen. Gespräche waren für mich ein wichtiger Halt in dieser Zeit.

Auch fehlende Unterstützung durch meinen Partner hätte die Folge von einem fehlenden Gespräch sein können, zum Beispiel weil er nicht gewusst hätte, was ich im jeweiligen Moment von ihm brauchte. Auf mein Schweigen wären nur Vermutungen gefolgt. Sie hätten zutreffend sein können oder nicht. Ich klärte meinen Mann, die Kinder und mein Umfeld in offenen kurzen Gesprächen immer darüber auf, wie ich mich gerade fühlte und was ich von ihnen brauchte. Sie konnten dann entscheiden, ob sie mir geben konnten, was ich brauchte, um mich anders zu fühlen.

Missverständnisse und falsche Annahmen bergen Konfliktpotenzial. Diese konnte ich ebenfalls vermeiden, indem ich offen über alles sprach. Ich ließ andere wissen, wo ich gerade in meinem Entscheidungsprozess stand, was ich gerade machte und weshalb es mir in dem Moment wichtig war. Auch auszudrücken, womit sie mir helfen konnten, reduzierte die Unsicherheiten in meinem Umfeld. Abgesehen davon, konnte ich damit den bekannten Flurfunk bzw. Küstenklatsch unterbinden.

Wie sollten wir für uns eine Entscheidung treffen, wenn wir nicht miteinander sprechen?

Mir war es sehr wichtig über meine Werte nachzudenken. Ich wusste für mich, was mir im Leben wichtig ist. Ich konnte meine Perspektive klar formulieren und sagen, was ich wollte und wie es mir ging.

Durch ein Gespräch hatten wir die Möglichkeit, *gemeinsam* eine Entscheidung zu finden. Wir konnten unsere Gefühle miteinander teilen.

Für mich war es ganz wichtig zu wissen, dass jeder einen unterschiedlichen Zugang zu seinen Gefühlen hat und sie vielleicht anders ausdrückt.

Ich bin nicht die anderen und die anderen sind nicht ich.

Ich habe oft um Verständnis gebeten und hatte Verständnis für die anderen. Jeder machte es, so gut er konnte. Wir gingen respektvoll miteinander um. Waren offen und ehrlich. Nur so war es für mich möglich, eine Entscheidung für mich zu treffen.

Es war oft nicht leicht, die richtigen Worte zu finden. Ich konnte mir jedoch diverse Situationen vorstellen, die es noch schwerer gemacht hätten. Aus diesem Grund kommunizierte ich auch mit meiner Community in meinem Newsletter ganz offen über meine Situation. Das machte vieles einfacher für mich.

Bei meinem direkten Umfeld sorgte ich dafür, dass wir für unsere Gespräche den für uns passenden Zeitpunkt wählten.

Mein Mann und ich brachten genügend Zeit und Ruhe mit. Wir vermieden es komplett, über das Thema zwischen „Tür und Angel" zu sprechen. Außerdem schafften wir uns ein ruhiges Umfeld. Konzentrierten uns auf uns und das Thema. Kein Handy, kein Social Media, kein Fernsehen. Reine Stille und wir.

Wir waren sehr ehrlich zueinander. Sprachen unsere Gedanken, Gefühle und Ängste offen aus – soweit es jeder konnte. Ich hörte mir seine Meinung an und blieb ruhig, auch wenn sie von meiner abwich. **Seine Meinung sagt nichts über seine Liebe zu mir aus.** Ich respektierte seine Meinung. Ich erwartete nicht, dass er meine Meinung teilte, obwohl es natürlich in dieser Situation alles leichter für mich gemacht hätte.

Ich konzentriere mich auf das konkrete Anliegen für das Gespräch. Ich sorgte dafür, dass keine Nebenkriegsschauplätze aufgemacht wurden. Damit meine ich andere Themen, wie die Arbeit oder Meinungsverschiedenheiten mit anderen Menschen. Es gab keinen Raum für Schuldzuweisungen. Wenn andere Themen hochgekommen wären, hätten wir sie aufgeschrieben und vertagt. Wir überlegten genau, welche Themen für die Entscheidung wichtig waren.

Wenn die Emotionen bei mir oder meinem Mann hochkochten, dann haben wir eine Pause gemacht, um uns zu beruhigen. Ein Spaziergang oder Ähnliches war da für uns geeignet.

Hätten wir Schwierigkeiten gehabt, das Gespräch weiterzuführen, hätten wir uns Hilfe geholt. Uns hatte zum Beispiel die Schwangerschaftskonfliktberatung angeboten, unser Gespräch zu moderieren.

Ein schwieriges Gespräch zu führen, braucht Zeit und Geduld. Doch wir haben es geschafft.

Vielleicht möchtest du hiermit arbeiten:

- ✓ Überlege, wann das Gespräch mit deinem Gegenüber möglich ist. Im Bonuskapitel findest du Ideen für den Gesprächseinstieg.
- ✓ Lade deinen Partner / deine Partnerin zu einem konkreten Termin ein.
- ✓ Bitte um die Zeit für ein Gespräch.
- ✓ Was ist dein Ziel in dem Gespräch? Halte es immer vor Augen.
- ✓ Überlege dir, was du sagen möchtest. Schreibe dir vielleicht auf, was dir wichtig ist, und nimm dies mit ins Gespräch. So hast du einen Anker und kannst nichts vergessen.
- ✓ Höre genau zu, was dir dein Gegenüber mitteilt.

Religion und Spiritualität - bloß nicht vom Glauben abfallen

Ich meditiere.

Nehme Kontakt auf.

Seelengespräch mit Loreley.

Ich: Wieso hast du dir diesen Körper für dieses Leben ausgesucht?

Sie: Liebe. Ich will erfahren, dass ich so, wie ich bin, bedingungslos geliebt werde.

Ich: Ich liebe dich bedingungslos. Fühlst du dich geliebt?

Sie: Nein.

Ich: Weil ich entschieden habe, dass ich dich nicht behalte?

Sie: Nein, weil mein Bild nicht am Kühlschrank hängt.

Ich: Wie meinst du das?

Sie: Von meinen Schwestern hängen Bilder am Kühlschrank. Von mir nicht. Als würdet ihr nicht zu mir stehen. Als würdet ihr mich verschweigen und verstecken wollen.

Ich: Ich will dich nicht verschweigen oder verstecken. Aber du hast recht. Es hängt kein Bild am Kühlschrank.

Ich habe die Bilder vom Ultraschall gezeigt, aber sie in mein Journal geklebt. Das letzte Bild trage ich noch in der Handtasche. Ich habe es bisher mit niemandem geteilt.

Ich spreche mit meinem Mann und den Kindern.

Wir hängen das Bild gemeinsam an den Kühlschrank.

Von innen fühle ich einen Tritt.

Sie berührt mein Herz.

Ich meditiere.

Nehme Kontakt auf.

Seelengespräch mit Loreley.

Ich: Fühlst du dich jetzt bedingungslos geliebt?

Sie: Ja.

Ich: Kannst du mich bedingungslos lieben?

Sie: Ja.

Ich: Obwohl ich entschieden habe, dass ich dich nicht behalte.

Sie: Ja.

Ich: Wieso muss ich diese Erfahrung machen? Was will ich als Seele lernen?

Sie: Uns verbindet Liebe. Du sollst auch bedingungslose Liebe lernen.

Ich: Du hast gesagt, dass du mich bedingungslos liebst.

Sie: Ja. Doch das reicht nicht.

Ich: Wie meinst du das?

Sie: Du liebst dich selbst nicht bedingungslos.

Ich weine.

Ich verstehe, was sie meint.

Ich meditiere.

Nehme Kontakt auf.

Seelengespräch mit Loreley.

Ich: Du hast recht. Ich schäme mich. Ich habe Angst. Was, wenn ich eine falsche Entscheidung getroffen habe? Wenn es möglich wäre, alles zu haben? Dich und mein Leben, wie ich es mir vorstelle?

Sie: Dann hätte ich mich nicht für diesen Körper und für eine andere Familie entschieden. Wenn du jetzt anders entscheiden würdest, dann wäre ich sauer.

Ich: Wie meinst du das?

Sie: Ich will diese Erfahrung machen. Bedingungslos geliebt zu werden, obwohl ich diesen Körper habe.

Ich: Aber dann müsste ich dich doch behalten?

Sie: Nein. Es wäre egoistisch, mich jetzt zu behalten. Dann wärst du für mich keine gute Mutter. Ihr habt vorher festgelegt, was in dem Fall passiert. Es jetzt anders zu entscheiden, ist ein Vortäuschen falscher Tatsachen. Hätte ich das gewusst, hätte ich eine andere Familie gewählt. Du würdest mich viel zu lange in diesen Körper sperren. Diese Erfahrung will ich nicht machen. Ich will in diesem Körper sein, aber nicht länger als nötig in diesem Körper leben. Euch habe ich gewählt, weil ihr vorher entschieden habt, dass mein Leben in diesem Körper kurz sein würde. Mich behalten? Diese Erfahrung wollen wir beide nicht machen!

Ich bin egoistisch und irgendwie ist es richtig.

Ich liebe.

Mich und sie.

Schwangerschaftsabbruch.

Ich schenke ihr die Freiheit.

Sie schenkt mir das Leben.

Liebe hat viele Gesichter.

„Die Freiheit des Glaubens, des Gewissens und die Freiheit des religiösen und weltanschaulichen Bekenntnisses sind unverletzlich", heißt es in Artikel 4 des Grundgesetzes.

Es geht um die Freiheit des Glaubens. Ich darf glauben, woran ich will. Frei von allen anderen Menschen.

Es geht um die Freiheit meines Gewissens. Ich darf meine eigenen moralischen Überzeugungen haben. Frei von allen anderen Menschen.

Es geht um die Freiheit meines Bekenntnisses. Ich darf mich zu mir, meinen Werten, meiner Weltanschauung und Religion bekennen. Frei von allen anderen Menschen.

Der Glaube ist auch in dieser Situation nicht zu vernachlässigen.

Was *ich* glauben muss, um durch diesen Prozess zu kommen

Andere konnten es mir nicht sagen. Sie sind nicht ich. Sie kennen mich nicht so, wie ich mich kenne. Sie wären schlechte Ratgeber, wenn sie mir ihren Glauben aufdiktiert hätten.

Nur ich kann wissen, welchen Glauben ich haben musste, um eine gute Entscheidung für mich zu treffen. Eine Entscheidung, die für mich moralisch richtig ist. Eine Entscheidung, die sich heute gut für mein Gewissen anfühlt.

Mein Glaube ist individuell.

Meine Trauer ist individuell.

Die Intensität meiner Gefühle ist individuell.

Eines kann ich mit Gewissheit sagen: **Es hat mir geholfen, an mich selbst zu glauben.** Das half mir auf jeden Fall.

Gott, Allah, das Universum, wie auch immer ich die höhere Macht nenne – es spielt für mich keine Rolle.

Ich kann glauben, an wen oder was ich will.

Es ist für mich nicht wichtig, ob ich dadurch religiös oder spirituell bin.

Gläubig bin ich auf jeden Fall – ob andere es glauben oder nicht.

Sobald ich jemandem glaube, bin ich gläubig.

Sobald ich jemandem vertraue, glaube ich, dass er mich nicht hintergeht oder verletzt. Ich glaube dann an das Gute in diesem Menschen.

Ich bin auch abergläubisch, glaubwürdig und manchmal gutgläubig.

Kurz: **Ich bin gläubig.**

Hier sind ganz unterschiedliche Möglichkeiten, woran ich in der Situation glauben konnte:

- ✓ Ich glaube, meine Entscheidung ist richtig.
- ✓ Ich glaube, meine Entscheidung ist falsch.
- ✓ Ich glaube daran, dass ich wieder glücklich sein kann.
- ✓ Ich glaube daran, dass ich für immer traurig sein werde.
- ✓ Ich glaube, dass mein Gott / Allah / das Universum mich liebt.
- ✓ Ich glaube, dass mein Gott / Allah / das Universum mich bestraft.
- ✓ …

Ich glaube. Immer irgendwas oder irgendwem.

Mir hat auch mein Glaube geholfen.

Ich glaube, dass es einen Gott gibt. Dieser Gott liebt die Menschen. Immerhin hat er sie nach seinem Bilde geschaffen. Ich bin jedoch nicht religiös aufgewachsen. Zu Weihnachten waren wir in der Kirche. Der Prediger hat mir Angst gemacht. Später habe ich mich noch einmal mit der Religion beschäftigt. Nicht viel. Ich habe dem Geistlichen nach seiner Predigt Fragen gestellt. Diese konnte er mir nicht beantworten. Er hat sich zudem widersprochen.

Ich konnte ihm nicht glauben. Religion wird von Menschen gelebt und erklärt.

Ich nenne Gott also „das Universum“ und bin davon überzeugt, dass es unendlich viel Liebe für mich gibt und dass wir alle miteinander verbunden sind.

Nichts passiert ohne Grund.

Das Universum liebt mich. Diese Situation ist nur ein Test.

Kein guter Test.

Ein wirklicher S.C.-Heiße-Test!

Ich soll daran wachsen.

Das Universum hat etwas Besseres für mich vorgesehen. Ich kann mir beim besten Willen noch nicht vorstellen, was das sein soll. Aber ich bleibe im Vertrauen, weil es bisher in der Rückschau immer so gewesen ist. Ich glaube daran. **Ich will daran glauben.**

Ich glaube, das Glück liegt manchmal auch im Unglück. Ich muss es nur sehen wollen. In jedem S.C.-Heiße-Geschenk ist ein *„Goldklumpen"* versteckt.

Jetzt gerade stehe ich in dem ganzen Mist und kann das noch nicht sehen. Das braucht mehr Abstand.

Das Leben ist ein Wunder und eine Laune der Natur. Bei Loreley hatte die Natur extrem schlechte Laune.

Mir werden nur Situationen aufgetragen, denen ich gewachsen bin oder an denen ich wachsen soll. Ich bin gerade im Hardcore-Trainingslager des Lebens. Manchmal ist das so.

Für einen Regenbogen braucht es Sonne und Regen.

Jetzt ist gerade Regen. Starker Dauerregen. Doch die Sonne kommt. Irgendwann. Das Gesetz der Dualität. Es ist nur eine Frage der Zeit.

Ich glaube an die universellen Gesetze und ich lebe sie. Spiritualität hilft mir.

Ich lade dich ein, über diese Fragen nachzudenken.

Solltest du aufgrund deiner Religion oder deines Glaubens einen Entscheidungskonflikt haben, sieh dir das Machtpotenzial an.

- ✓ Wer hat die Macht? Du oder die andere Person?
- ✓ Was ist das Problem im Außen?
- ✓ Was ist das Problem im Innen?
- ✓ Wer entscheidet?

Du kannst glauben, was du willst.

Du kannst entscheiden, was du willst.

Wenn du willst, kannst du entscheiden, etwas anderes zu glauben.

Was glaubst du? Tief in dir?

Was immer du glauben musst, um eine Entscheidung zu treffen, tue es.

Triff *deine* Entscheidung nur für dich.

Ich glaube, du kannst das schaffen!
Ich glaube an dich!

Veränderung heißt Trauer

Der Arzt stellte die Diagnose.

Es folgte der Schock und der Gedanke: „Das Leben ist vorbei."

Das kann doch wohl nicht wahr sein!

Alles verloren.

Der Gedanke: „Ich werde nie wieder glücklich sein. Nie wieder!"

Ich fühlte mich wie angeschossen. Betäubt.

Kein klarer Gedanke möglich.

Ich verdrängte. „Das stimmt doch alles nicht! Was weiß der schon! Sein Monitor ist kaputt! Wir brauchen eine Zweitmeinung!"

Ein Sprachbild in meinem Kopf traf es sehr gut: „Die Nerven liegen blank."

Nicht nur beim Baby.

Auch bei mir und meinem Mann.

Ich saß an diesem Schreibtisch und ein Loch tat sich auf.

Da war nichts.

Ich stürzte ins Bodenlose.

Da war auch nichts in dieser Box in meinem Kopf.

Keine echten Informationen zu diesem Thema.

‚Das ist doch Scheiße für unser Leben', ist keine brauchbare Information.

Völlige Handlungsunfähigkeit.

Dann ... Mein Funktionsprogramm setzte ein.

Ich begann, meine Checkliste abzuarbeiten.

Wir hatten wenig Zeit.

Wir mussten entscheiden.

Diese Ohnmacht war unaushaltbar.

Ich musste diesen Zustand sofort verändern.

Ändern durch Informationsbeschaffung.

Völlige Rationalität.

Macht durch Information und Emotionskontrolle.

Ich fühlte mich besser.

Als wir zu Hause waren, flüchtete ich mich in die Welt meiner Kunden. Da fühlte ich mich wohl. Da war ich glücklich.

Wieder in meiner Welt, fühlte ich die anderen Emotionen.

In den nächsten Tagen ging es mental bergab mit mir.

Achterbahnfahrt ins Tal der Tränen.

Mir wurde schlecht.

Ich war wütend.

Auf den Arzt.

Das Universum.

Loreley.

Das Leben.

Auf mich.

Informationen aus dem Internet. Sie bedeuteten nichts Gutes.

Weder für Option A noch für Option B.

Ich hatte Angst. Panische Angst. Bloß weg. Raus. Irgendwohin. Abhauen. Decke über den Kopf.

Die Decke fiel mir auf den Kopf.

Es ging noch weiter abwärts.

Ich fühlte mich schuldig.

Ich fühlte mich einsam und isoliert.

Ich kam im Tal der Tränen auf dem Grund an.

Ich kam nicht aus dem Bett.

Ich wollte nichts essen.

Ich wollte einfach nur, dass es vorbei war.

Was sollte ich denn jetzt machen?! Das war völlig neu. So eine Entscheidung treffen zu müssen, war nicht fair. Bisher hatte es immer die Natur geregelt.

Dann hatte sie mich getreten und mich daran erinnert, dass sie auch noch da war.

Ich nahm die Situation an und akzeptierte.

Das gelang mir gut.

So neu war das nun auch nicht. Scheißsituationen kannte ich schon. Zur Genüge. Situationen, die einfach so passieren und mich in die Schlammzone des Lebens schmeißen.

Mehr Termine.

Mehr Informationen.

Ich sortierte meine Werte und Gefühle.

Ich traf die Entscheidung und integrierte das Neue in mein Leben.

Und heute?

Ich bereite mich vor auf das, was vor mir liegt.

Ich bin fröhlich und auch traurig.

Ich bin fröhlich, weil Loreley und ich noch Zeit zusammen haben.

Ich bin traurig, weil diese Zeit durch meine Entscheidung begrenzt ist.

Ich betrauere die andere Option. Ich habe abgewählt, dass ich meine Tochter behalte. Ich bin mir selbst wichtig. Ich liebe mein Leben. Durch meine Erkenntnisse werde ich noch bewusster leben.

Es geht bergauf.

Ich habe entschieden.

Ich werde mit meiner Entscheidung leben können.

Ich bin Mutter – vielleicht keine gute. Wegen der Entscheidung. Vielleicht die beste, weil ich die Entscheidung bewusst treffen konnte.

Für mich.

Für sie.

Für uns.

Ich bin die beste Mutter, die ich sein kann.

Ich habe entschieden, dass ich meine Tochter mit Liebe und guten Hormonen flute. Solange ich kann.

Ich meditiere.

Ich liebe.

Wir kommen tiefer in Kontakt.

Sie hat mich als Mutter gewählt.

Ich bin die beste Mutter in ihrer Welt.

Ich weiß, wenn sie weg ist, werde ich traurig sein.

Aber jetzt ist sie noch da.

Da kann ich glücklich sein und die Zeit nutzen, die wir haben.

Wir gehen töpfern und spazieren. Wir jagen Pokémon, essen Sushi, Eis und Torte. Wir trinken Kaffee. Alles, was wir vorher nicht durften. Weshalb sollten wir im Leben darauf verzichten?!

Zusammen sind wir glücklich.

So lange, wie es geht.

Das weiß man sowieso nie.

Wie lange hat man den anderen, um gemeinsam glücklich zu sein?

Ich habe noch Zeit. So lange, bis meine Entscheidung umgesetzt wird und darüber hinaus. Unsere Zeit nutzen wir für uns.

Wir treffen die Entscheidung, die Babymöbel und alle Klamotten zu behalten.

Wir leben glücklich und bereiten uns vor auf das, was kommt.

Fühlen, entscheiden und richtig trauern sind die Bausteine für mein glückliches Leben.

In meiner Situation und grundsätzlich.

Um meine Situation gut zu bearbeiten, war es auch wichtig, dass ich den Prozess der Veränderung und den Prozess der Trauer bewusst durchlebte.

2 Prozesse?

Nein, es ist nur einer. Veränderung ist für mich immer mit Trauer verbunden. Je nach Situation nehme ich die Trauer unterschiedlich stark wahr.

Ich nenne ihn im Weiteren den **Prozess der Veränderung**.

Ich kann ihn anwenden, wenn …

- ✓ … ich einen pränatalen Befund erhalte.
- ✓ … ich mein Baby verliere.
- ✓ … ich eine Kündigung erhalten würde.
- ✓ … mein Mann mich verlassen würde.
- ✓ …
- ✓ Immer wenn sich in meinem Leben etwas verändert, das mich emotional aufrührt.

Diese Veränderungen im Leben können vielfältig sein. Manche wähle ich selbst. Andere treten ein, weil sich ein Mensch in meinem Umfeld verändert. Und wieder andere treten durch höhere Gewalt ein. Das Leben eben.

Veränderungen können langfristig oder kurzfristig absehbar sein.

Am Ende sind es für mich immer diese 2 Fragen:

1. *Wie gehe ich damit um?*
2. *Wie schnell nehme ich die Veränderung bewusst wahr?*

Folglich durchlaufe ich immer einen Veränderungsprozess.

Ich fasse mal zusammen:

1. Emotionen sind in meiner biologischen Grundausstattung mitgeliefert. Da kann ich nichts machen.
2. Gefühle entstehen auf der Grundlage gemachter Erfahrungen.
3. Gefühle sind nicht gut und nicht schlecht. Sie unterliegen meiner Bewertung. Ich bewerte, was sie für mich sind.
4. Gefühle bedeuten Chancen auf Veränderung und persönliches Wachstum.
5. Wenn ich meine Gefühle klar benennen kann, kann ich herausfinden, was ich in meinem Leben verändern kann, um mich anders und im besten Fall gut zu fühlen.
6. Wenn ich mich traurig fühle, ist bereits eine Veränderung eingetreten.
7. Wenn ich meine Werte und Bedürfnisse sortiert habe, kann ich Entscheidungen treffen.
8. Wenn mir bewusst ist, dass Entscheidungen Trennung bedeuten und mit Schmerzen verbunden sein können, dann verstehe ich, dass die Trauer dazugehört. Ich akzeptiere die Traurigkeit und nehme sie an.

Das hier ergänze ich:

9. Trauer bedeutet, dass ich erkenne, dass ich das, was war, nie wieder zurückbekomme.
10. Wenn ich mir erlaube zu trauern, bin ich in Kontakt mit mir und kann bewerten, ob ein Gefühl gut oder schlecht für mich ist.
11. Wenn ich weiß, wie ich richtig trauere, dann kann ich auch in diesem Prozess meine Gefühle bewerten und bewusst Einfluss nehmen, indem ich Entscheidungen treffe.
12. Wenn ich mich und meine Gedanken führen kann, dann kann ich mich durch die Trauer führen, indem ich Entscheidungen treffe. Ich kann die Trauer wahrnehmen und verändern, wann immer ich es möchte.

Richtig trauern bedeutet für mich, dass ich mich bewusst diesem Gefühl intensiv hingebe. So lange und so oft, wie ich es will.

Seit ich diesen Prozess verstanden habe, kann ich auch innerhalb von hässlichen Lebensphasen glückliche Momente finden und mich gut fühlen.

Die Voraussetzung ist:

Führen + Fühlen ⇒ Entscheiden + Trauern

Früher habe ich es vermieden zu trauern. Daraus ergaben sich diese Szenarien, die mich am Ende alle davon abgehalten haben, glücklich zu sein:

1. Ich weigerte mich, die Veränderung anzunehmen. Ich blieb in meiner Wut stecken und kam emotional nicht weiter. Die Veränderung fand trotzdem statt, aber die Wut blieb. Unverändert. Sie richtete sich gegen mich selbst und andere. Die Wut hatte auch Auswirkungen auf meine Kommunikation. Diese war reduziert. Es drehte sich immer um die gleichen Themen – nämlich die Themen und Situationen, die mich wütend machten.

2. Irgendwann baute ich mir eine Brücke über das Tal der Tränen. Es erschien mir leichter, weil ich nicht in die tiefe Traurigkeit gehen musste. Ich ging stattdessen in die Vermeidung, um nicht die volle Bandbreite fühlen zu müssen. Es sollte schnell „alles wieder gut sein". Diese Sätze hörte ich als Kind öfter: *„Ein Indianer kennt keinen Schmerz.", „Steh schnell wieder auf. Hat keiner gesehen. Alles wieder gut.", „Schäm dich, du Heulsuse"*. So wurde schon früh antrainiert, was langfristig schädlich war. Unbewusst nahm ich dann eine Abkürzung. Doch alle meine ungeweinten Tränen holten mich ein und fluten mein Leben.

3. Dann entschied ich, im Tal der Tränen Wurzeln zu schlagen. In dieses Tal kam selten die Sonne. Ich wurde depressiv und kam aus diesem Zustand nicht mehr allein heraus.

- ✓ Es fehlte die emotionale Akzeptanz, dass das Verlorene nie zurückkommt. Loslassen.
- ✓ Oder es fehlte der Mut. Ich traf keine Entscheidung für die Veränderung.
- ✓ Manchmal fehlte auch die Erlaubnis, dass ich glücklich sein und in diesem Leben wieder Freude empfinden durfte.

Was ich brauchte, um gut durch diesen Entscheidungsprozess zu kommen

Das hier wird dir bekannt vorkommen: Niemand konnte es mir sagen. Andere Menschen sind nicht ich. Sie kennen mich nicht so, wie ich mich kenne. Nur ich konnte durch Ausprobieren und Reflektieren herausfinden, wie dieser interne Fühl- und Entscheidungsprozess bei Veränderungen bei mir abläuft. Das ist bereits lange her. Jedes Mal, wenn ich eine schwere Entscheidung treffen soll, durchlaufe ich diesen Prozess und mit jedem Mal geht es schneller.

Dieses Mal hat mir das hier geholfen:

- ✓ Als ich die Diagnose erhielt, ließ ich mich nicht hetzen.
- ✓ Ich nahm mir Zeit und kümmerte mich um mich.
- ✓ Ich holte mir alle Informationen, um die Diagnose rational annehmen zu können.
- ✓ Ich fühlte alle Gefühle. Es war okay, dass sie alle da waren. Sie waren wichtig für meine Veränderung.

- ✓ Ich akzeptiere auch emotional, dass die Schwangerschaft, wie ich sie bis dahin und für die Zukunft vor Augen hatte, vorbei war. Ja, das schmerzte. Es war eine Trennung.
- ✓ Ich ging tief in das Tal der Tränen. Die Tiefe, die für mich passte. Wie lange ich dortbleiben wollte, war meine Entscheidung. Was ich brauchte, um dort herauszukommen, kann nur ich wissen.
- ✓ Es heißt zwar das Tal der Tränen, doch nicht immer ist tiefe Traurigkeit mit Tränen verbunden. Jeder trauert anders. Das habe ich immer im Hinterkopf – vor allem, wenn sich die Menschen in meinem Umfeld anders verhalten haben als ich und nicht, weniger oder mehr weinten.
- ✓ Ich entschied mich bewusst für eine Option. *Es gibt kein Richtig oder Falsch*. Es gibt nur *meinen* Willen.
- ✓ Ich stellte mich vor den Spiegel, sah mir in die Augen und sprach diesen Satz laut aus: *Unter Berücksichtigung aller mir zur Verfügung stehenden Informationen und basierend auf meinem heutigen Wertesystem habe ich entschieden, die Schwangerschaft abzubrechen.*
- ✓ Ich verabschiedete mich in Liebe von der anderen Option, die ich nicht gewählt hatte. Ja, es schmerzte, denn es war eine Trennung.
- ✓ Ich ließ mir helfen, als ich Hilfe brauchte.
- ✓ Ich begann mit der Planung, wie es weitergehen sollte. Damit meine ich die Zeit danach. Die Zeit nach dem Schwangerschaftsabbruch.

- ✓ Ich betrauerte meine Loreley jeden Tag für eine gewisse Zeit. Gleichzeitig sorgte ich dafür, dass ich die verbleibende Zeit mit ihr maximal genießen konnte.
- ✓ Ich informierte mich über die zu erwartenden nächsten Schritte vor und nach der Geburt und über konkrete Hilfsangebote.
- ✓ Das Leben geht nach einer Veränderung immer weiter – nur anders. Ob besser oder schlechter – entscheide ich.
- ✓ Ich fühlte mich und lernte mich selbst noch besser kennen. Ich akzeptierte mein *„Ja"*. Ich akzeptierte mein *„Nein"*.

Weshalb es sich für mich vor langer Zeit schon gelohnt hat, mich selbst besser kennenzulernen?

Ich weiß, dass es diese Veränderungs- und Trauerprozesse gibt, wie sie bei mir funktionieren und wie sie zusammenspielen.

Ich weiß, wie ich mich selbst führe. Ich treffe Entscheidungen in meinem Leben. Ich bestimme, wie ich mit Situationen umgehe und wie ich meine Gefühle verarbeite und verändere.

Ich kenne meine Werte und Bedürfnisse und kann sie sortieren.

Ich weiß aufgrund meiner Depressionserfahrung, dass ich alle Gefühle fühlen muss. Das nervt mich, doch ich tue es. Es ist okay, dass sie da sind. Ich entscheide mich schnell. Ich öffne mich. Ich nehme mir den Raum und fühle. Je eher, desto besser. Ich arbeite meine inneren Checklisten ab.

Ich bin dadurch schnell in der Lage, meine Gefühle zu verändern. Unabhängig von einer hässlichen Situation kann ich mich auch glücklich fühlen.

Ich weiß, was ich in welcher Phase des Veränderungsprozesses brauche, und sage, was ich brauche. Gefühlt arbeite ich immer eine Checkliste ab – emotional und rational. Um nur meine Gefühle zu fühlen und nicht die der anderen Menschen, muss ich allein sein. Der emotionale Prozess läuft bei mir schnell ab. Aus diesem Grund werde ich von anderen Menschen oft als gefühlskalt und rational wahrgenommen. Das akzeptiere ich. Auch sind manche der Meinung, dass ich mir nicht genug Zeit nehme oder meine Gefühle verdränge. Das ist ihre Sicht und ihre Meinung. Die können sie haben. Sie haben mit mir nichts zu tun.

Meine Wut habe ich durch Informationen, Akzeptanz und Glauben bearbeitet.

Ich war wütend auf alle!

ALLE!

Ich war wütend auf den Arzt. Hätte er es nicht früher sehen müssen?! Doch in der ersten Feindiagnostik konnten wir selbst sehen, dass alles okay gewesen ist. In der zweiten Feindiagnostik konnten wir sehen, dass sich etwas verändert hatte und die Diagnose stimmte. Die Zweitmeinung brachte die Erkenntnis, dass es vor unserem Termin nicht hätte gefunden werden können. Selbst wenn, dann hätte es an der Situation nichts verändert. Ich akzeptierte.

Ich war wütend auf das Universum. Doch meine Spiritualität lässt mich daran glauben, dass alles, was passiert, für etwas gut ist und meine Seele diese Erfahrung machen wollte, um daran zu wachsen. Ich akzeptierte. In der Rückschau würde ich es verstehen. Jetzt habe ich dieses Buch geschrieben. Es ist ein Versuch, um anderen zu helfen. Wenn es nur einem Menschen hilft, dann war es vielleicht genau dafür gut.

Ich war wütend auf Loreley. Doch meine Spiritualität lässt mich daran glauben, dass sich die Seele den Körper wählt, um eine bestimmte Erfahrung auf dieser Erde zu machen und als Seele wachsen zu können. Ich fragte sie. Ich akzeptierte.

Ich war wütend auf das Leben. Doch das Leben ist eben das, was passiert, während ich mir einen anderen Plan gemacht hatte. Ich wähle immer den leichten Plan, ohne Herausforderung. Ganz smooth bei Sonnenschein und mit einem fetten Grinsen auf dem Gesicht will ich meinen Weg gehen. Doch so ist das Leben nicht. Das Leben schuldet mir nichts. Doch ich schulde dem Leben, dass ich bewusst lebe und alle Gefühle fühle, die es für mich vorgesehen hat. Auch die hässlichen, denn sie lassen mich wachsen. Ich akzeptierte.

Ich war wütend auf mich und meinen Körper. Doch ich hatte alles getan, um eine gute Schwangerschaft und ein gesundes Baby zu haben. Wir waren nicht zu alt für ein Baby. Wir haben jeden Arzttermin wahrgenommen, haben uns gesund ernährt und Sport gemacht. Es ist nicht unsere oder jemandes anderen Schuld. Niemand ist dafür verantwortlich. Doch ich muss die Verantwortung für mein Leben, meine Emotionen und meinen mentalen Zustand übernehmen. Ich akzeptierte.

Ich habe alles getan, um eine gute Entscheidung zu treffen. Ich habe auch akzeptiert, dass ich mich für den Schwangerschaftsabbruch entschieden habe. Nach dem Seelengespräch mit Loreley kann ich mich leichter selbst lieben.

In jeder Veränderung steckt eine Chance.

Wie andere diesen Satz aufnehmen, hängt von verschiedenen Dingen ab:

- ✓ In welcher Phase des Veränderungsprozesses sie sich befinden.
- ✓ Ob sie gläubig sind – im spirituellen oder im religiösen Sinne.
- ✓ Ob sie entscheiden können zu glauben, dass in jeder Veränderung eine Chance steckt.
- ✓ Eventuell noch von anderen Dingen, die andere Menschen bewegen – aber die fallen mir gerade nicht ein.

Hier ist noch eine Übung für dich.

Möchtest du glauben, dass in jeder Veränderung eine Chance steckt?

An welcher Stelle stehst du gerade innerhalb des Prozesses?

Entscheidung getroffen - und wie geht es jetzt weiter?

Veränderungen bedürfen einer Entscheidung.

Wir haben die Entscheidung getroffen.

Schwangerschaftsabbruch.

Und wie geht es jetzt weiter?

Es sind weitere Entscheidungen zu treffen.

Ich gehe in mein Büro.

Loreley nehme ich mit.

Nach unserem letzten Seelengespräch bin ich zuversichtlich.

Ich bereite mich vor. Auf das, was kommt.

Ich bin überzeugt, dass Loreley zurückkommt – in einem anderen Körper.

Wir behalten die Kindersachen und Babymöbel, die wir vor 2 Wochen gekauft haben.

Wir werden sie zu einer anderen Zeit brauchen.

Abends sprechen wir über die Geburt.

„Du weißt, dass erst ein Fetozid durchgeführt werden muss? Und dass sie auf normalem Weg geboren werden muss?"

Irritiert schaut er auf seinen Bildschirm.

„Ja, damit habe ich mich schon beschäftigt."

„Ich bisher nicht."

Wir sprechen darüber, was wir uns vorstellen können.

Was wir brauchen.

Was er braucht.

Was ich brauche.

Wie wir es den Kindern sagen.

Wir planen, damit wir den Weg gut gehen können.

Was mich auf diesem Weg erwartet?

Wer weiß das schon?

Leben findet statt, während ich Pläne mache.

Ich mache es wie immer.

Ich bleibe flexibel.

LidL – Leben in der Lage.

Ich durchlaufe meine Prozesse.

Als ich meine Entscheidung getroffen hatte, sprach ich darüber. Ganz selten erklärte ich meine Gedanken und Überlegungen, die mich zu der Entscheidung geführt haben. Ich brauche mich nicht zu rechtfertigen.

Recht fertigen – das haben andere in Form von Gesetzen für mich gemacht. Deshalb habe ich bei einem pränatalen Befund die Wahl, ob ich die Schwangerschaft abbreche oder austrage.

Es war wichtig, dass ich meine Grenzen respektierte. Ich teilte nur so viel, wie ich bereit war zu teilen und womit ich mich wohlfühlte. Wenn ich nicht darüber sprechen wollte, sagte ich es deutlich.

Ich war auf jeden Fall einen großen Schritt weiter. Die erste schwere Etappe hatte ich hinter mich gebracht – Informationen besorgt, Gespräche geführt, Spannungen bewältigt und das Wechselbad der Gefühle gemeistert. Das war ein großer Schritt.

Mir fiel es allerdings schwer, meine Leistung anzuerkennen. Auch den weiteren Weg wollte ich sorgfältig planen und überlegte, was ich brauchen würde.

Ich bereitete mich vor.

Auch wenn meine Schwangerschaft nicht so verlief, wie ich es mir zu Beginn gewünscht hatte, bedeutete das nicht, dass ich jetzt verzichten musste. Ganz im Gegenteil.

Allerdings war nicht alles, was möglich ist, eine große Hilfe in meinem Veränderungsprozess.

Ich genoss vor allem die Zeit mit Loreley ganz bewusst. Ich habe hier einige Punkte zusammengetragen, die dir eine Idee davon geben, was alles möglich ist. Nicht alles war für meine Situation passend. Gleichzeitig soll es dich inspirieren. Überlege, was du brauchst.

Sicherheitscheck

Ich ließ meine Entscheidung durch einen Profi hinterfragen. Meine Entscheidung hätte ich an diesem Punkt noch korrigieren können. Mir half das Gespräch, weil ich mich in meiner Entscheidung bestärkt fühlte.

Hätte ich mich noch immer in einem Entscheidungskonflikt befunden, dann hätte ich einen Termin bei einer **Schwangerschaftskonfliktberatung** (zum Beispiel *Caritas, Diakonie, pro familia, donum vitae*) vereinbart.

Kommunikation – Partner, Familie, Freunde, Bekannte

Ich hatte mich entschieden und kommunizierte meinem Umfeld meine Entscheidung.

Ein Satz war: *„Ich habe nach reiflicher Überlegung und Auswertung der vielen Informationen entschieden, die Schwangerschaft abzubrechen."*

Der Satz funktioniert in angepasster Form auch, wenn du die Schwangerschaft austrägst. Du brauchst *deine* Entscheidung nicht zu rechtfertigen.

Wäre ich mit Vorwürfen oder Fragen konfrontiert worden, die ich nicht hätte beantworten wollen, hätte ich das Gespräch jederzeit beenden und die Situation verlassen können. Es war so schon schwer genug. Ich muss niemals etwas ertragen oder gar aushalten.

Ich sorgte für mich und entschied, was ich brauchte. Mögliche Abgrenzungssätze findest du im Bonuskapitel. Eine Formulierung, die ich nutzte, war: *„Ich will da jetzt nicht drüber reden und brauche Zeit für mich. Danke für dein Verständnis und dass du mir die Zeit gibst. Ich melde mich bei dir, wenn ich so weit bin."* Danach war das Gespräch beendet. Das mag manchen Menschen unhöflich erscheinen. Das ist okay.

Ich kümmerte mich um mich und mein Bedürfnis. Ich darf das! Immer.

Auch Menschen zu finden, die mich unterstützten und meine Entscheidung respektierten, half mir.

Diese Sätze hätte ich auch genutzt, wenn ich nach der Geburt von Menschen angesprochen worden wäre.

Geburtsvorbereitung – Partner, Familie, Freunde

Ich überlegte mir, wen ich bei der Geburt dabeihaben wollte. Hätte mein Partner nicht für mich da sein können, hätte ich vielleicht eine gute Freundin an meiner Seite gehabt. Da ich jedoch nur Loreley und mich brauchte, hatte ich hier eine ganz entspannte Situation.

Ich überlegte mir auch, wer aus meinem engeren Umfeld die Möglichkeit haben sollte, sich von Loreley zu verabschieden. Ich führte Gespräche mit meinen Lieblingsmenschen und besprach meinen Wunsch auch auf der Geburtsstation.

Krankenhaus / Geburtsstation besuchen / Kreißsaal / OP besichtigen

Diesen Teil habe ich nicht gemacht, empfehle es mir jedoch selbst für alle zukünftigen Eingriffe im Krankenhaus.

Für den Eingriff / die Geburt und wenn dein Baby nach der Geburt operiert werden muss, kann es dir helfen, wenn du weißt, wo die Reise hingeht. Besichtige die Räumlichkeiten und mache dich mit dem Umfeld und den Mitarbeitenden vertraut.

Es ist hilfreich zu wissen, wie der Ablauf geplant ist. Sage, wen du dabeihaben möchtest, und erfrage die Möglichkeiten.

Bereite dich mental auf die Situation vor.

- ✓ Ggf. wird ein Fetozid durchgeführt.
- ✓ Ggf. kommt es zu einer Ausschabung.
- ✓ Ggf. musst du operiert werden.
- ✓ Ggf. wirst du mit liebevollen Sprüchen an den Wänden konfrontiert, die in deiner Situation schwer zu ertragen sind. Hier einige Beispiele: *„Wenn aus Liebe Leben wird, dann hat das Glück einen Namen.", „Kinder sind Boten des Glücks.", „Ein Baby ist ein Engel, dessen Flügel schrumpfen, während die Beine wachsen.", „Das größte Wunder der Liebe hat die kleinsten Füße."* Bereite dich mental darauf vor und integriere diese und ähnliche Sätze vielleicht bewusst in deinen Trauerprozess und in dein Leben.
- ✓ Ggf. wirst du bei der Einschleusung zum Beispiel auf einem Anästhesiefragebogen die Frage finden: *„Könnte eine Schwangerschaft vorliegen?"*
- ✓ Ggf. wirst du auf andere Schwangere mit gesunden Babys treffen.
- ✓ Ggf. muss dein Baby nach der Geburt sofort operiert werden und du darfst es nicht halten.
- ✓ Ggf. wirst du Babygeschrei hören.
- ✓ Ggf. wirst du kein Einzelzimmer haben.
- ✓ …

Hebamme

Ich informierte meine Hebamme über meine Entscheidung. Ich brauchte eine andere Begleitung in meinem Prozess. Sie gab mir Hilfe aus der eigenen Praxis mit. Beispielsweise warum es wichtig war, das Kind zu sehen und es auf der Brust liegen zu haben. Das war vor allem für meinen Mann sehr wichtig zu wissen, um seine Entscheidungen zu treffen.

Jugendamt/Standesamt

Aus eigener Erfahrung: Solltest du nicht verheiratet sein und in der Geburtsurkunde beide Elternteile eingetragen haben wollen, ist es unbürokratischer, wenn du die Vaterschaftsanerkennung vor der Geburt machen lässt. Im Jugendamt ist diese Beurkundung kostenfrei. Im Standesamt zahlst du eine Gebühr.

Fotos

Ich wollte Loreley nicht einfach von der Bildfläche verschwinden lassen und habe sie in mein Leben integriert. Sie ist mein Kind und wir sind verbunden. Über ein Babybauch-Shooting (vielleicht mit der Familie) hatte ich nicht nachgedacht. Die Idee kam erst später, als ich sehr traurig war, dass ich nur ein Foto mit Babybauch von mir habe.

Ein Sternenkindfotograf wurde mir im Krankenhaus nach dem Fetozid angeboten. Ich war mit der Situation völlig überfordert und habe alles, was mich zusätzlich belastet hätte, weggelassen. Ich wollte meine wenige Zeit mit Loreley mit niemandem teilen. Nach meinen Interviews mit lieben Menschen von der Stiftung *Dein Sternenkind* würde ich heute anders entscheiden und mich entsprechend vorbereiten.

Ein Sternenkindfotograf kann helfen, dich in Liebe zu erinnern. Plane und integriere die Fotos in deine Trauerarbeit, wenn dein Baby bei einer stillen Geburt zur Welt kommen wird oder nur eine kurze Lebenserwartung hat.

Vereinbare einen Gesprächstermin.

Vereine, Foren, Hilfegruppen

Diesen Teil habe ich für mich nicht gebraucht. Hätte es in meiner Situation anders ausgesehen, hätte ich diese Möglichkeit genutzt.

Vielleicht möchtest du Menschen an deiner Seite haben, die dir den Rücken stärken. Diese findest du in Vereinen, Foren oder Hilfegruppen. Dort kannst du dich mit anderen austauschen und weitere Empfehlungen erhalten.

Der Verein *Weitertragen e. V.* kann dir weiterhelfen. Auch im Internet kannst du Foren oder Hilfegruppen finden. Finde heraus, was für dich passt – auch hier kannst du schauen, was sich richtig anfühlt.

Ärztliches Fachpersonal, Therapierende, andere Spezialisten

Darüber haben mein Mann und ich gesprochen, als wir die Optionen genau betrachtet haben.

Nach der Geburt wird dein Baby weiter begleitet. Nimm bereits Kontakt auf und hole dir Informationen.

Palliativversorgung/Hospiz

Darüber haben mein Mann und ich gesprochen, als wir uns mit anderen Krankheiten auseinandergesetzt haben.

Du willst dich gut um dein Baby kümmern und ihm die bestmögliche Lebensqualität ermöglichen, so lange wie es geht. Das kann über verschiedene Wege erfolgen. Eventuell braucht dein Kind eine palliative Versorgung, wenn die Lebenserwartung direkt nach der Geburt begrenzt ist. Nimm Kontakt zu Einrichtungen auf und besichtige die Räumlichkeiten.

Hier kann dir zum Beispiel der Verein *Weitertragen e. V.* oder die *Deutsche PalliativStiftung* weiterhelfen.

Abschiedsritual und Trauerarbeit

Ich habe mir ein Ritual für mich und Loreley überlegt. Ich hatte ein Schmuckstück für mich und mein Baby gestaltet. Auch ein besonderes Schmusetuch hat Loreley auf ihrem Weg begleitet. Ich habe mir ein Bild malen lassen, um mich an sie zu erinnern. In einem Bild lassen sich Erinnerungen festhalten und Gefühle darstellen. Dieses Bild habe ich in unseren Alltag integriert und so einen besonderen Platz für Loreley und uns geschaffen. Unser Bild hängt im Wohnzimmer und wir sehen es jeden Tag und denken an sie. Auch ein Abschiedsbrief war für mich eine wichtige Methode. Im Krankenhaus bekam ich eine Abschiedsbox vom Verein *Stilles*

Wunder e. V. Auch diese Box war für meine Trauerarbeit sehr wichtig.

Was möchtest du deinem Baby mitgeben?

Was brauchst du für dich als Erinnerung?

Um die Beisetzung nach einer stillen Geburt kümmerte sich das Krankenhaus. Mir wurde eine Feuer- oder Sargbestattung in der Nähe des Klinikgeländes angeboten. Doch wir wurden auch darauf aufmerksam gemacht, dass wir vielleicht etwas anderes für uns brauchen, weil wir ein Familiengrab haben könnten oder wir eine andere Art der Beisetzung wünschen.

Du kannst dir zu dem Thema deine Gedanken machen und dich anschließend beispielsweise beim Verein *Sternenkinderzentrum Odenwald* e. V. beraten lassen.

Ich hatte mich und Loreley bereits bei einer Kinderärztin, auf verschiedenen Plattformen für ein Babybegrüßungsgeschenk, bei einem Geburtsvorbereitungskurs und zur Geburt in einer Klinik angemeldet. Ich hatte mich überall wieder abmeldet, wurde jedoch trotzdem von einer Terminerinnerung später eiskalt erwischt. Ich habe die Abmeldungen und auch die Erinnerung in meine Trauerarbeit bewusst mit einbezogen.

Außerdem gibt es spezielle Trauergruppen für diese Situation und seelsorgende Personen, die mich während und nach der Geburt begleiteten.

Wenn du dir darüber hinaus eine Begleitung wünschst, kannst du dich schon jetzt darum kümmern.

Auch das Aufschreiben meiner Geschichte empfinde ich als sehr heilsam und hilfreich für meine Verarbeitung. Ich nenne es *„durch die Hand aus dem Kopf"*.

Das Geschehene wird so begreifbarer. Dieses Buch ist genau das für mich.

Wenn du einer bestimmten Religion angehörst, hast du vielleicht auch passende Rituale, um die du dich kümmern möchtest, zum Beispiel eine Taufe.

Schwangerschaftsnachbereitungskurs

Ich bin Mama und nach der Geburt braucht mein Körper meine Liebe und Zeit, um das Wunder der Geburt zu verarbeiten. Es gibt Nachbereitungskurse speziell für Sternenmamas. In diesen Kursen kannst du dich mit anderen austauschen und wirst bei deiner Trauer professionell begleitet. Ich hatte mich für die Onlinevariante entschieden, weil ich nicht an einen Tag und eine bestimmte Uhrzeit gebunden und nur für mich sein wollte.

Mutterschutz

Dieser Punkt betrifft mich als Unternehmerin nicht, er ist jedoch definitiv ein sehr umstrittenes Thema.

Je nachdem, wann dein Baby auf die Welt kommt, und abhängig von seinem Gewicht, steht dir eventuell gesetzlich eine Regenerationszeit nach der Schwangerschaft zu.

Erkundige dich, wie viel Zeit du gesetzlich bekommst, und überlege dir, wie du die Zeit verbringen möchtest. Leider steht dir nicht nach jeder Geburt der Mutterschutz zu. Es ist verrückt, doch wenn dein Baby still geboren wird und dabei unter 500 Gramm wiegt oder vor der 24. SSW geboren wird, hast du keinen Anspruch.

Vielleicht sprichst du mit deinem Frauenarzt oder deiner Frauenärztin über eine Lösung. Schau auch hier, was dir guttut.

So oder so. Ich brauche Zeit.

Zeit für die Vorbereitung.

Zeit zum Trauern.

Zeit für mich.

Zeit zum Leben.

Die nehme ich mir.

Ich sorge bewusst für Entspannung. Wertschätze meinen Körper. Verwöhne mich.

Ich reflektiere regelmäßig meine Gedanken und Gefühle. Regelmäßig heißt für mich in diesem Fall jeden Tag.

An manchen Tagen läuft es besser als an anderen Tagen. Das ist okay.

Ich bin ganz ehrlich zu mir selbst und akzeptiere meine eigenen Bedürfnisse. Ich erkenne meine Grenzen und vertraue auf meine Intuition.

Und du?

Egal, welche Entscheidung du getroffen hast, es ist wichtig zu betonen, dass du *deinen* Entscheidungsprozess auf *deine* Bedürfnisse abgestimmt hast. Du hast dir alle Informationen beschafft und deine Gefühle wahrgenommen, bevor du eine Entscheidung getroffen hast.

Achte gut auf dich und sage, was du brauchst und willst.

Ich wünsche dir alles Gute auf deinem weiteren Weg, sende dir viel Energie und Liebe und hoffe, dass du die Unterstützung findest, die du brauchst.

Deine Manon

Ansprechpersonen und -stellen auf einen Blick

Ich habe im Rahmen meiner Recherche mit vielen Menschen gesprochen und gesehen, wie vielfältig die Hilfsangebote im Internet sind.

Bitte verstehe diese Auflistung als Beispiele und erste Starthilfe.

Kontakt zu Betroffenen
Arbeitsgemeinschaft Spina Bifida und Hydrocephalus e.V.
Homepage: https://asbh.de/
E-Mail: asbh@asbh.de

Weitertragen – Fortsetzen der Schwangerschaft nach auffälligem pränatalen Befund e. V.
Homepage: https://www.weitertragen-verein.net/
E-Mail: weitertragen-verein@t-online.de

Kindernetzwerk
Homepage: https://www.kindernetzwerk.de/
E-Mail: info@kindernetzwerk.de

LEONA – Familienselbsthilfe bei seltenen Chromosomen- veränderungen e.V.
Homepage: https://www.leona-ev.de/start/
E-Mail: geschaeftsstelle@leona-ev.de

Bundesvereinigung Lebenshilfe e.V.
Homepage: https://www.lebenshilfe.de/
E-Mail: zusammen@lebenshilfe.de

Familienratgeber
Homepage: https://www.familienratgeber.de/

Bundesverband für körper- und mehrfachbehinderte Menschen e.V.
Homepage: https://bvkm.de/
E-Mail: info@bvkm.de

Schwangerschaftskonfliktberatung

Caritas: https://www.caritas.de/glossare/schwangerschaftsberatung

Diakonie: https://beratung.diakonie.de/themen

donum vitae: https://donumvitae.org/beratung-hilfe/schwangerschaftskonflikt

pro familia: https://www.profamilia.de/themen/schwangerschaft

Therapierende finden

Homepage: https://www.therapie.de/therapeutensuche/
Homepage: https://www.dptv.de/psychotherapie/psychotherapeutensuche

Deutsche PalliativStiftung

Homepage: https://www.palliativstiftung.com/de/
E-Mail: info@palliativstiftung.com

Seelsorge

Sternenkinderzentrum Odenwald e. V.
Homepage: https://sternenkinderzentrum-odenwald.de/

Sternenkindfotos

Dein Sternenkind Stiftung (auf Spendenbasis)
Homepage: https://www.dein-sternenkind.eu/

Coach/Illustratorin für Seelenbilder

Angela Ziller
Homepage: https://angelaziller-coaching.com/
E-Mail: info@angelaziller-coaching.com

Sternenband (auf Spendenbasis) / **Trauerbegleitung**
Nadija Frank
Homepage: https://sternenband.de/
E-Mail: kontakt@sternenband.de

(Sternenkind-)Geburtsgeschichten – Ich gebäre
Katharina Tolle
Homepage: http://www.ichgebaere.com/
Homepage: https://geburtsgeschichte.de/ein-brief-fuer-dein-sternenkind-nach-einer-fehlgeburt/
E-Mail: meine@geburtsgeschichte.de

SternenMamas Rückbildung/ Austausch/Trauerbegleitung
Daniela Mundt
Homepage: www.sternenmamas.de
E-Mail: hallo@sternenmamas.de
Podcast: Plötzlich! SternenMama

Trauergeschenke
Stilles Wunder e. V. (auf Versandkosten-/Spendenbasis)
Homepage: www.stilleswunder.de

Trostkunst
Anja Plechinger
Homepage: https://trostkunst.de/
Homepage: https://editiontrostkunst.de/

Bonus: Gespräche beginnen und in Kontakt kommen

Gespräch mit dem Partner

- ✓ Ich möchte mit dir über den Befund / meine Entscheidung / wie es mir geht sprechen. Das ist mir sehr wichtig. Wann hast du Zeit?

- ✓ Ich fühle mich gerade mit der Situation überfordert und brauche deine Hilfe. Wann können wir über unser Kind und die Zukunft sprechen?

- ✓ Ich würde gerne deine Meinung dazu wissen. Wann hast du Zeit für einen Spaziergang?

- ✓ Ich bin sehr verunsichert und soll viele Entscheidungen treffen. Kannst du mir helfen?

- ✓ Ich wünsche mir, dass wir offen und ehrlich über das Thema sprechen.

- ✓ Ich denke, dass es uns guttun würde, wenn wir das Thema gemeinsam angehen.

- ✓ Ich habe das Bedürfnis meine Gedanken und Gefühle mit dir zu teilen.

- ✓ …

Abgrenzung von anderen Menschen

- ✓ Ich will da jetzt nicht drüber reden und brauche Zeit für mich. Danke für dein Verständnis und dass du mir die Zeit gibst. Ich melde mich bei dir, wenn ich so weit bin.
- ✓ Das ist ein sehr persönliches Thema für mich. Darüber will ich nicht sprechen.
- ✓ Ich will hier nicht ins Detail gehen. Danke für dein Verständnis.
- ✓ Dieses Thema will ich für mich behalten.
- ✓ Es ist für mich noch zu schwer, darüber zu sprechen. Dein Gesprächsangebot weiß ich jedoch sehr zu schätzen. Schön zu wissen, dass du für mich da bist.
- ✓ Ich möchte meine Gedanken und Gefühle erst noch sortieren, bevor ich mit dir darüber sprechen will.
- ✓ Ich hoffe, dass du meine Entscheidung respektieren kannst, dass ich nicht darüber sprechen will.
- ✓ Für mich ist es im Moment das Beste, nicht über das Thema zu sprechen. Gib mir bitte die Zeit, die ich brauche.
- ✓ …

Wertetabelle

Hier findest du eine Auflistung verschiedener Werte.

Finde hier Orientierung und ergänze die Werte, die dir wichtig sind.

Abenteuer	**E**hrlichkeit	Fürsorglichkeit
Abwechslung	Eigenständigkeit	**G**elassenheit
Achtsamkeit	Einfachheit	Gemeinschaft
Aktivität	Einzigartigkeit	Gerechtigkeit
Altruismus	Empathie	Gesundheit
Anerkennung	Enthusiasmus	Großzügigkeit
Ausgeglichenheit	Entspannung	**H**armonie
Authentizität	Entwicklung	Herausforderung
Bedeutung	Erfahrung	Hingabe
Beliebtheit	Erfolg	Höflichkeit
Bescheidenheit	Expertise	Humor
Besitz	**F**airness	**I**dealismus
Besonnenheit	Familie	Integrität
Bewusstheit	Fantasie	**K**larheit
Bildung	Fleiß	Komfort
Charme	Flexibilität	Kontinuität
Dankbarkeit	Flow	Kontrolle
Demut	Freiheit	Kreativität
Distanz	Freude	**L**ebendigkeit
Disziplin	Freundschaft	Lebensfreude

Leichtigkeit	**R**eligion	Tiefgang
Leidenschaft	Respekt	Toleranz
Leistung	Ruhe	**U**nabhängigkeit
Liebe	Ruhm	**V**erantwortung
Loyalität	**S**chönheit	Vergnügen
Luxus	Selbsterkenntnis	Vernunft
Macht	Selbstvertrauen	Vertrauen
Motivation	Sensibilität	Vielfalt
Muße	Sicherheit	Vision
Mut	Sinn	**W**achstum
Nähe	Sinnlichkeit	Wahrheit
Neugier	Spiritualität	Weisheit
Offenheit	Spontaneität	Wertschätzung
Optimismus	Stabilität	Wissen
Originalität	Stärke	Wohlstand
Perfektion	Status	**Z**ugehörigkeit
Pragmatismus	**T**eamgeist	Zusammenarbeit
Professionalität		

Übung

1. Mache dir eine Tabelle mit 2 Spalten.
2. Gehe die Begriffe durch und befülle die Tabelle.
3. In Spalte 1 schreibst du alle Werte, die du brauchst, um dich emotional und körperlich sicher zu fühlen.
4. In Spalte 2 schreibst du alle Werte, die dir grundsätzlich im Leben wichtig sind.

Übungsvariante:

1. Denke nicht, sondern komm' ins Fühlen.

2. Nimm dir einen Stift.

3. Stelle dir diese Frage: Welche Werte sind *mir* für die Entscheidungsfindung wichtig?

4. Lies die Werte und unterstreiche die Werte, bei denen *du* etwas fühlst. Diese Werte sind dir wichtig.

Letzte Gedanken

Wenn du bis hierher gelesen hast, dann beglückwünsche ich dich. Vielleicht konntest du deine Gedanken und Gefühle dabei beobachten.

Gönne dir fünf Minuten und teile gerne jetzt mit mir.

https://feedback.gluecksuniversum.de/schwereentscheidung

Falls du in diesem Buch ein Patentrezept für deine Entscheidung in dieser Situation erwartet hattest, dann bist du vielleicht enttäuscht. Für das Herz und das eigene Leben kann es kein Patentrezept geben. Du bist anders als ich. Wir unterscheiden uns nicht nur im Aussehen oder im Alter. Wir unterscheiden uns auch durch unsere Wünsche, Ziele, Werte und Bedürfnisse.

Möglicherweise – und das hoffe ich – ist jedoch der von mir durchlaufene und aufgeschriebene Prozess für dich hilfreich. Vielleicht findest du so die Antwort, die du suchst.

Ein Hinweis: **Die Antworten liegen immer in dir.**

Solltest du während des Lesens das Gefühl gehabt haben, dass dieses Buch eine Rechtfertigung meiner Entscheidung ist, dann kann ich dagegen nichts machen. Deine Gefühle entstehen in dir.

Vielleicht hast du auch das Gefühl, dass ich gefühlskalt, lieblos oder ausschließlich rational bin. Dass ich nicht traurig bin. Auch das kann ich nicht verändern.

Möglicherweise willst du wissen, wie das mit dem Schwangerschaftsabbruch war, wie die Geburt verlief, wie die Beisetzung war, wie ich mit diesen und weiteren Situationen umgegangen bin. An dieser Stelle bitte ich dich um Geduld. Ich mache immer noch *Buchtherapie* und setze mich sehr gründlich mit meinem Trauerprozess auseinander. Sobald ich den Teil ausführlich betrachtet und zu Papier gebracht habe, wirst du es lesen können.

Wann es so weit ist? Das kann ich dir noch nicht sagen. Auch für *meine* Trauer nehme ich mir die Zeit, die *ich* brauche. Auch wenn andere mir versichern: „Du wirst dafür ein Leben lang brauchen und nicht ‚fertig' sein."

Ich kenne mich sehr gut und schätze mich so ein, dass ich meinen Prozess durchlaufe, dieses hässliche Kapitel in meinem Leben abschließe und à la *Buchtherapie* für dich veröffentliche.

Wann es so weit ist, erfährst du auf jeden Fall in meinem **Newsletter**. Melde dich unter **www.marionglueck.com** für **Plan G** an und bleib auf dem Laufenden.

BUCH + THERAPIE®

? !

Was machen wir im Glücksuniversum?

Wir machen *Buchtherapie – Heilen durch Teilen und Genesen durch Lesen.*

Während meines Schreibprozesses zu meinem Buch *„Das Leben ist BUND – Die lange Depression"* habe ich ganz unterschiedliche Beobachtungen an mir gemacht.

Wenn ich nur grübele, verlieren sich meine Gedanken in einer Sackgasse, schwirren in die Unendlichkeit, werden immer schlimmer, drehen ewige Kreisel, werden nicht zu Ende gedacht und abgeschlossen oder brechen einfach mittendrin ab.

Beim Schreiben gibt es vielleicht mal Blockaden oder Ausreden. Manchmal mag das Geschriebene noch keinen Sinn ergeben. Manch Erlebtes ist auch schwer in Worte zu fassen und das Gehirn windet sich, weil es nicht in die Emotion reingehen will. Meine Finger würden in diesen Momenten die Tastatur lieber aus dem Fenster schmeißen, als die Buchstaben, Worte und Sätze zu tippen. Manchmal möchte ich lieber davonlaufen als mich hinzusetzen und zu schreiben. Doch eines ist gewiss: Am Ende bleiben keine halb fertigen Sätze stehen.

Ich habe meine Depression durch den Schreibprozess in der Tiefe bearbeitet und erst dann verstanden. Das konnte keine Therapieklinik und keine Sitzung beim Therapeuten leisten. Nach der Veröffentlichung habe ich so viele Nachrichten von Lesern erhalten, die mir mitteilten, wie dankbar sie für das

Buch und meine Gedanken seien. Daraus entstand das Konzept *„Buchtherapie – Heilen durch Teilen und Genesen durch Lesen"*.

Hierbei handelt es sich um ein spezielles Konzept der Persönlichkeitsentwicklung von mir, mit dem mein Gegenüber die Möglichkeit hat, höchstpersönliche Themen schriftlich zu bearbeiten. Wer sich dem eigenen Erleben stellen will, kann dies in dem Prozess schonungslos tun - die Vergangenheit aufschreiben, die Gegenwart verstehen und die Zukunft anders gestalten.

In persönlichen 1:1-Sessions und einem täglichen Training wird währenddessen das Selbstbewusstsein aufgebaut. So können wir durch unterschiedliche Techniken und Methoden Schicht für Schicht das Unaussprechliche freilegen. Dann kann es ausgesprochen und auch in Worte gefasst und niedergeschrieben werden. Man konfrontiert sich selbst mit jedem weiteren Satz mit seinem eigenen Trauma der Vergangenheit. Auf einmal wird das Erlebte begreifbarer und der Heilungsprozess wird gefördert. Das Unterbewusstsein formuliert immer mit, das Geschriebene wird hinterfragt und immer präziser formuliert. Dem Erlebten kann sich vollumfänglich gestellt werden und mein Gegenüber bestimmt das Tempo sowie den Tiefgang. **Jede Seele braucht etwas anderes.** Ich halte die Räume für jedes Thema, und ist es noch so hässlich. Da kommen Themen auf den Tisch, die gesellschaftlich gemieden werden, von denen niemand etwas hören möchte oder für die man sich schämt. Im Prozess kann mein Gegenüber Mitgefühl, Vertrauen und Liebe erwarten.

Was durch den Mangel an diesen Komponenten zerbrochen ist, kann nur durch diese Zutaten wieder geheilt werden.

Ich unterscheide in dem beschriebenen Prozess zwischen Erlebnis und Erfahrung.

Wenn ich mit meiner *Buchtherapie* starte, dann handelt es sich um ein negatives Erlebnis, welches mit einer Vielfalt von Gefühlen verbunden ist.

Zur Erklärung nutze ich ganz gerne dieses Bild: Mit dem Schreiben und den Gefühlen während der *Buchtherapie* ist es wie mit einem Donnerwetter. Es fängt mit einer leichten Brise und einem Nieselregen an. Doch die Wolken werden im Verlauf des Prozesses immer dunkler und es werden immer mehr und mehr Tropfen, bis sich früher oder später alles in einem dicken Donnerwetter entlädt und Sturzbäche niedergehen, die durch nichts auf der Welt aufzuhalten sind. Und irgendwann bricht dann die Sonne endgültig durch die Wolken, alles ist sauber gespült und strahlt in neuem Glanz. Dann ist die Therapie vorbei und das Manuskript ist fertig. Das Erlebte ist dann eine Erfahrung. Das Herz ist geheilt. Im schlimmsten Fall bleibt die Narbe der Erinnerung zurück. Die Gefühle wurden endgültig durchfühlt und sind vom Erlebten losgelöst.

Eben wie ein Buch, das du in den Schrank stellst. Du kannst es lesen und mitfühlen, doch weniger intensiv. Oder du siehst dir das Buch einfach nur an. Du weißt, dass die Geschichte da ist, doch ohne dass die Erinnerung dich zurückzieht und es erneut schmerzt. Du willst keine unendliche Geschichte der Vergangenheit. Du willst eine neue Geschichte für dein Leben schreiben.

Da es sich um Geschichten handelt, die das Leben selbst schreibt, geht es mir beim Schreiben sehr nahe. Der Hintergrund dieser Arbeit ist der innere Aufräumprozess und so möchte nicht jeder sein Buch veröffentlichen.

Wenn das Werk veröffentlicht wird, dann hat der Lesende die Möglichkeit, sich mit dem Thema auf seine Art zu beschäftigen. Ein Betroffener kann sich im stillen Kämmerlein seiner Thematik annähern und früher oder später vielleicht selbst mit dem Verarbeitungsprozess beginnen. Zusätzlich bietet sich die Möglichkeit des Verstehens und man kann in Kontakt mit den eigenen Gefühlen kommen.

Wie fühlte sich mein Gegenüber?

Was hätte er sich damals gewünscht?

Was hat zur Verarbeitung beigetragen?

Das Lesen dieser Lektüre ermöglicht das Eintauchen in eine andere Welt. In gewisser Weise wird eine Verbindung hergestellt. Die Werte, die im Leben wichtig sind, werden spürbar und dem Lesenden wird gleichzeitig die Möglichkeit geboten, eigene Handlungskompetenz zu entwickeln oder zu erweitern. *Buchtherapie* ist somit eine Möglichkeit, sich (s)einer Thematik anzunähern.

In meinem Fall als Autorin hat mir der Prozess sehr viel Klarheit und Verstehen gebracht. Ich konnte vergeben und mit meinem Erlebten meinen Frieden schließen. Die Narben auf meinem Herzen sind noch da, doch sie eitern nicht mehr, reißen nicht mehr auf und tun nicht mehr weh. Ich bin resilienter als vorher und bin gestärkt aus dem Prozess hervorgegangen. Ich habe dadurch nicht nur meine Berufung gefunden, sondern dieses Mal auch mich selbst wieder besser kennengelernt.

Wenn ich in der *Buchtherapie* tätig bin, habe ich die große Ehre, die Erste zu sein, die das Werk lesen darf. Dabei lerne ich immer etwas. Ich darf dabei neugierig sein und meinen Impulsen folgen. Dafür bin ich sehr dankbar. Ich lerne mein Gegenüber besser kennen, kann noch tiefer verstehen, was es bewegt, und genau nachfragen, was es gebraucht hat oder hätte, um etwas zu verändern. Ich habe schon viel in meinem Leben verändert, weil ich von meinen Autorenperlen lernen durfte. Es ist eine Art Mentoring durch ein Buch. Mit jedem Buchprojekt mache ich meine eigene intensive *Buchtherapie*.

Jeder Mensch hat eine Geschichte und ein Päckchen zu tragen und jeder hat anderen etwas zu geben. Deshalb sollte jeder Mensch früher oder später ein Buch schreiben.

Wer das Leben eines Menschen verändert, schreibt Geschichte. Also schreib deine Geschichte!

Ich kann von jedem Menschen etwas lernen, wenn ich offen dafür bin. Ich liebe einfach die Tiefe des Prozesses, die Intimität und die Verbindung, die entsteht. Ich darf die Seele berühren und streicheln und bin so dankbar für das Vertrauen, das mir entgegengebracht wird.

Du siehst, es ist ganz individuell, wer mehr davon hat. Jeder wählt selbst, wie weit er sich der Lektüre und den Methoden öffnet und wie viel Tiefgang und Intensität der Prozess haben darf. **Jede Persönlichkeit ist individuell und jede Seele benötigt etwas anderes.** Doch es bringt Bewegung ins Leben und in die Gedanken. So oder so kann es zu mehr Bewusstsein führen.

Bei unserer Arbeit orientieren wir uns an den Werten: Freiheit, Liebe und Wachstum.

Ich lerne zuerst den Menschen hinter dem Projekt kennen. Die Wellenlänge und die Kommunikation müssen stimmen. Wenn das passt, dann hole ich mein Gegenüber an dem Bahnhof ab, an dem er in diesem Moment steht. Manche haben noch keine Idee, worüber sie schreiben wollen. Andere haben schon viel geschrieben, benötigen jedoch eine Struktur, ein Cover oder einen aussagekräftigen Titel. Wieder andere wollen nicht selbst schreiben, haben jedoch jede Menge zu erzählen. Manchmal wird das Buch nur geschrieben, jedoch nicht veröffentlicht. Wieder andere haben ein fertiges Manuskript und wünschen sich eine Begleitung im Selbstverlag.

Die Hauptsache für uns ist, dass alle respektvoll miteinander umgehen, eine Offenheit für Neues vorhanden ist, alle Freude am Prozess haben, daran wachsen und dass das Projekt auf die eine oder andere Art umgesetzt wird.

Jedes Buchprojekt sehe ich als wichtigen Schritt in der Entwicklung der eigenen Persönlichkeit.

Danksagung

Danke Loreley. Ohne unsere Gespräche könnte ich mich nicht so selbstlieben, wie ich es jetzt tue. Du bist eine große Seele und warst in einem für dich perfekten Körper. Ohne dich wäre dieses Buch nicht entstanden. Ohne dich würde ich nicht offen zu meiner Spiritualität stehen. Danke für all die tollen Menschen, die seitdem in mein Leben getreten sind.

Danke mein Mann, dass du dein Leben mit mir teilst, meine Gefühle aushalten kannst und immer für mich da bist. #gluckiglucki

Danke meine lieben Kinder, dass ihr euch so liebe voll um mich gekümmert habt, als es so unendlich schwer für mich war.

Danke Mira, für die klaren und teilweise unangenehmen Fragen. Sie haben mir bei meinem Weg sehr geholfen.

Danke Angie für unsere gemeinsamen Geistheilungsrunden. Wir haben alles uns Mögliche getan. Danke dass du für Loreley gemalt hast. Ihr Seelenbild ist ein Kunstwerk.

Danke Stephanie Pierre und Harry Bannoehr von Scoutpromotion. Danke dafür, dass ihr mich und dieses Thema ernst nehmt und die Notwendigkeit seht, dass die Medien über kritische Themen berichten und reden müssen.

Ich danke meinen Interviewpartnern für Impulse, Ideen und Perspektiven.

Dr. med. Cornelia Rödelsperger (*Weitertragen e.V.*)

Dr. med. Thomas Sitte (*Deutschen Palliativstiftung*)

P. Klaus Schäfer (*Klinikseelsorge am UKR*)

Oliver Wendlandt (*Dein Sternenkind*)

Andreas Lattke (*Dein Sternenkind*)

Katrin Titze *(Dein Sternenkind*)

Danke an mein kritisches und sehr hilfreiches Testleserteam:

Frau Dr. Rödelsperger und Kolleginnen, Pränataldiagnostikerinnen aus Berlin, Angela Ziller, Reimund Bertrams, Christina H., Matthias Ziller, Angela Meißner-De Paola, Stefanie Goldbrich, Michelle Titze, S. P., Susanne Baur und Sam Feuerstein.

Ich danke allen Menschen, die mir Mut gemacht haben, dieses Buch zu schreiben und zu veröffentlichen.

Fühlt euch alle gesehen und gewertschätzt.

Über die Autorin

Marion Glück – (Selbst-)Führung mit Tiefgang

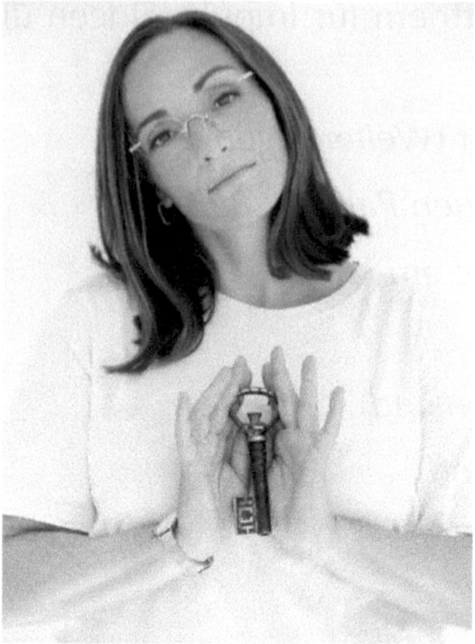

Marion Glück ist Mutter von 4 Sternenkindern und Mentale Projektoinr 5/1 für die Kenner des Human Designs. Schon als Kind war sie sehr neugierig und wollte alles ganz genau wissen. Seit sie 16 Jahre alt war, wollte sie Betriebswirtschaft studieren. Nach der Schule lebte sie ein Jahr als Au-pair in den USA. Anschließend wurde sie Bankkauffrau, dann Marineoffizier. Im Rahmen ihrer Ausbildung studierte sie Betriebswirtschaftslehre. Nach ihrem Ausscheiden aus der Bundeswehr und dem Ende ihrer

Psychotherapie schrieb sie ihr erstes Buch *„Das Leben ist BUND – Die lange Depression"*. Diese Erfahrungen führten sie durch eine Reihe von Ausbildungen im Bereich der Persönlichkeitsentwicklung für ein gesundes, glückliches und erfolgreiches Leben. Währenddessen sammelte sie als Training Managerin in einem DAX-30-Konzern und als Vorstandsmitglied im internationalen Netzwerk WISTA (Women's International Shipping and Trading Association) weitere Erfahrungen. Bis 2019 entwickelte sie verschiedene Mentoring-Programme. Heute ist sie Geschäftsführerin der Glücksuniversum GmbH. Dort begleitet sie durch Einzelgespräche oder die Methode *Buchtherapie – Heilen durch Teilen und Genesen durch Lesen* andere Menschen bei ihrer Entwicklung und ist als psychologische Businessmentorin für Führungskräfte mit besonderen Herausforderungen da. Die Autorin lebt mit ihrer Familie in Teltow bei Berlin.

www.gluecksuniversum.de

Bücher von Marion Glück

2019 Das Leben ist BUND – Die lange Depression*

2022 Mimi wird Weihnachtsmann – Ein Buch für kleine und große Träumer*innen*

2023 The long Depression – My way in and out*

Schwere Entscheidungen leicht treffen - Schwangerschaftsabbruch oder Schwangerschaft austragen? Kompromisslos entscheiden! Am Beispiel von Spina bifida.*

2024 Erfolgreich auf der Karriereleiter – Erfolg ist kein Glück, sondern Planen nach Maß*

(Co-Autorin: Angela Ziller)

Priorität Nr. 1 nach der stillen Geburt: Trauerarbeit um dein Sternenkind*

Journale von Marion Glück

2025 Mein 12-Wochen-Logbuch: Priorität Nr. 1 Gesundheit; Dein Kompass für körperliche und mentale Stärke*

Deine Notizen

Dieses Buch wurde in Übereinstimmung mit den GPSR-Richtlinien der EU zur Sicherheit von Produkten erstellt.

Die Verordnung über die allgemeine Produktsicherheit ist der aktualisierte Rahmen der Europäischen Union, um sicherzustellen, dass alle Verbraucherprodukte, einschließlich Bücher, für Verbraucher sicher sind.

Dieses Buch wurde von Libri Plureos GmbH gedruckt. Der Drucker hat Sicherheitszertifikate für die verwendeten Materialien wie Tinte, Papier und Kleber ausgestellt.

Die Produktkennung ist: 9783949536410

Der Autor ist für den Inhalt des Buches verantwortlich, ist Herausgeber der Werke und trägt die volle Verantwortung dafür.

Das Buch wurde über Bookmundo produziert. Bookmundo ermöglicht es jedem Autor, seine Geschichten über gedruckte Bücher und E-Books und ein breites Vertriebsnetz mit dem Rest der Welt zu teilen.

Bookmundo fungiert als Vermittler bei Sicherheitsfragen und richtet diese an den Drucker/Autor. Sollten Sie Fragen zur Sicherheit des Produkts haben, kontaktieren Sie uns bitte.

Bookmundo
Delftsestraat 33
3013AE Rotterdam
Die Niederlande
info@bookmundo.com